Krebsmedizin 2000 – Perspektiven

Krebsmedizin 2000 – Perspektiven

Herausgegeben von

E. Bergemann, J. Sehouli und W. Lichtenegger

Geleitwort von W. Thierse

Mit Beiträgen von

V. Budach, M. Dietel, R. Felix, A. Fischer, B. Hamprecht, K.-P. Hellriegel, D. Huhn, H.-J. Kirstaedter, K. Koch, R. D. Müller, H. D. Scheinert, B. Suchy, L. Weißbach u. a.

Walter de Gruyter
Berlin · New York 2000

Herausgeber

Ernst Bergemann
Onkologisches Patientenseminar
Berlin-Brandenburg e.V.
im Universitätsklinikum Charité
Campus Mitte
Luisenstraße 11-13
10117 Berlin

Prof. Dr. Werner Lichtenegger
Vorsitzender NOGGO/OPS
Direktor der Frauenklinik
Universitätsklinikum Charité
Campus Virchow-Klinikum
Augustenburger Platz 1
13353 Berlin

Dr. Jalid Sehouli
Frauenklinik
Universitätsklinikum Charité
Campus Virchow-Klinikum
Augustenburger Platz 1
13353 Berlin

Die Deutsche Bibliothek – CIP-Einheitsaufnahme

Krebsmedizin 2000 – Perspektiven / hrsg von E. Bergemann ...
Geleitw. von W. Thierse. Mit Beitr. von V. Budach ... –
Berlin ; New York : de Gruyter, 2000
ISBN 3-11-016847-2

Textkonvertierung: Ingrid Ullrich, Berlin – Druck: Gerike GmbH, Berlin – Buchbinderische Verarbeitung: Lüderitz & Bauer GmbH, Berlin – Umschlagentwurf: Rudolf Hübler, Berlin
Printed in Germany

Vorwort

Das Onkologische Patientenseminar wurde 1992 von Krebspatienten und Ärzten aus Berlin-Brandenburg gegründet. In sieben Jahren veranstaltete der gemeinnützige Verein 26 medizinische Fortbildungen, 76 Seminare, 51 Mitgliedertreffen, 2 Dichterlesungen, 24 Klavier-, Orgel- und Kammerkonzerte sowie 2 große Orchesterkonzerte, wobei besonders das Benefizkonzert im Konzerthaus am Gendarmenmarkt am 1. April 1999 allen Zuhörern in unvergeßlicher Erinnerung bleiben wird. Ergänzend zu den mehr als 180 Veranstaltungen fanden zahlreiche Einzelgespräche mit Krebspatienten und ihren Angehörigen statt. Das breite Spektrum der Veranstaltungen zeigt, daß der Verein eine ausgesprochen effektive Einheit darstellt.

Die Nord-Ostdeutsche Gesellschaft für Gynäkologische Onkologie wurde erst im März 1998, sechs Jahre später gegründet. Sie soll die stationäre und ambulante Versorgung der Patientinnen durch die Entwicklung und Einhaltung von Standards in Diagnostik, Therapie und Nachsorge optimieren. Es soll eine einheitliche und effektive Tumordokumentation aufgebaut werden, um entsprechenden klinischen Fragestellungen besser nachgehen zu können. Ein außerordentlich wichtiges Ziel ist es, unter besonderer Berücksichtigung der Lebensqualität der Patienten die Lebenserwartung und das rezidivfreie (d.h. das tumorfreie) Überleben bei den verschiedenen Tumorentitäten entscheidend zu verbessern.

Eine intensive Kommunikation zwischen Patienten und Ärzten, Selbsthilfegruppen und Tumorzentren auf gemeinsamen Diskussionsforen wie diesem Kongreß sind wichtige Voraussetzungen, um den Anspruch des Krebspatienten auf eine ganzheitliche Betreuung auf der Basis wissenschaftlicher Kenntnisse gerecht werden zu können. Patienten müssen als gleichwertige Gesprächs- und Diskussionspartner betrachtet werden. Die Angst, gesellschaftlich isoliert zu werden, aber auch die Angst, als austherapierter Patient aus der Arzt-Patienten-Beziehung herauszufallen, d. h. die Angst vor sozialer Desintegration, ist ein zentrales Problem für viele Krebskranke.

Durch die Kooperation zwischen der Frauenklinik, dem Onkologischen Patientenseminar und der Nord-Ostdeutschen Gesellschaft für Gynäkologische Onkologie werden neue Wege in der klinischen Krebsforschung beschritten. So wurden Studienprotokolle mit Patienten entworfen und durchgeführt wie zum Beispiel eine klinische Studie zur Wertigkeit funktioneller Musik, begleitend zur Chemotherapie. In der Studienleitkomission sind ein Psychosomatiker, Ein Musikpädagoge und ein Krebspatient vertreten.

Das onkologische Gesamtkonzept beinhaltet naturgemäß zunächst die Operation, in den meisten Fällen auch Chemotherapie und/oder Bestrahlung. Ein wichtiger Faktor ist die psychologische Betreuung krebskranker Patienten. Eine Reihe von Therapieformen wie Maltherapie oder Bewegungstherapie, wie sie in der Frauenklinik der Charité eingesetzt werden, sind wichtige Bestandteile eines Gesamtkonzepts. Und letztendlich sind auch physiotherapeutische Maßnahmen zur Rehabilitation in bestimmten Fällen unverzichtbar.

Leider muß gesagt werden, daß aufgrund von finanziellen Restriktionen viele dieser Dinge erschwert oder zum Teil unmöglich geworden sind. So ist zum Beispiel die psychologische Mitbetreuung, die am damaligen Universitätsklinikum Charlottenburg als psychosomatische Einheit gegründet und dann im Virchow-Klinikum weitergeführt wurde, jetzt durch Personalreduktion auf eine halbe Stelle reduziert worden. Eine ausreichende Betreuung der Krebspatienten in unserer Klinik durch Psychologen ist nicht mehr möglich.

Umso wichtiger sind Selbsthilfeinitiativen wie das Onkologische Patientenseminar. Seminare zum

„Autogenen Persönlichkeits-Training" (APT), wie sie im Jahr 2000 an jedem 2. Sonnabend des Monats in der Frauenklinik gemeinsam von uns veranstaltet werden, können möglicherweise die entstandenen Lücken etwas füllen. Fortbildungen in der Charité, aber auch mit anderen Krankenhäusern und Universitätskliniken sowie mit verschiedenen Institutionen sind wertvoll für alle Beteiligten.

Die Arbeit für den Krebspatienten leidet unter dem Dilemma zwischen Kosten und Fortschritt. Jeder Fortschritt in der Medizin bedeutet auch eine Kostensteigerung. Ohne Steigerung der Kosten ist Fortschritt nicht möglich. Der Krebspatient erhofft sich z.B. von dem Fortschritt im pharmakologischen oder immunologischen Bereich, daß in Zukunft unter Umständen doch noch eine Heilung seines Leidens erzielt werden kann. Zusätzlich wünscht er sich aber auch Integration in die Gesellschaft, sein soziales Umfeld und letztendlich auch in die Medizin. Die erforderlichen finanziellen Mittel stehen nicht im ausreichenden Maße zur Verfügung.

Führende Politiker der Bundesrepublik, der Dekan der Charité, die Vorsitzende der Arbeitsgemeinschaft Brandenburgischer Tumorzentren, Onkologischer Schwerpunkte und Arbeitskreise, wichtige Entscheidungsträger der Krankenkassen, die Präsidenten der Deutschen und Berliner Krebsgesellschaft, der Vorsitzende des Tumorzentrums Berlin, leitende Klinikärzte aus Berlin-Brandenburg, verschiedene Vertreter anderer an der Krebsbehandlung beteiligten Berufsgruppen und nicht zuletzt die Krebspatienten selbst – sie alle wollen auf diesem Kongreß „Krebsmedizin 2000" Antworten suchen auf die Fragen, wie die Onkologie im nächsten Jahrhundert oder sogar Jahrtausend aussehen soll.

Berlin, März 2000 Werner Lichtenegger

Geleitwort

Krebsmedizin als gesamtgesellschaftliche Aufgabe

Wolfgang Thierse

Ausgangslage

Die statistischen Angaben zu den Krebserkrankungen führen zu einer ernüchternden Bilanz. Zwar gibt es einerseits erhebliche wissenschaftliche Fortschritte und Heilungsmöglichkeiten. Ob aber bereits ein entscheidender Durchbruch im Kampf gegen die gefürchtete Krankheit gelungen ist, darf bezweifelt werden [1]. Denn nach wie vor ist die Sterblichkeitsrate hoch [2]. Von etwa 350000 Neuerkrankungen im Jahr können lediglich 160000 geheilt werden, während die anderen 190000 Erkrankten dem Krebs erliegen [3]. Für das Jahr 2010 erwartet man, daß Krebs die häufigste Todesursache sein wird [4]. Diese Entwicklung ist plausibel, wenn man berücksichtigt, daß unsere Bevölkerung zunehmend älter wird und Krebs in erster Linie eine Erkrankung älterer Menschen ist. Denn von 50.000 Krebskranken sind nur etwa 10000 Kranke jünger als 50 Jahre alt [5]. Angesichts dieser Zusammenhänge drängt sich das Thema „Krebsmedizin 2000" geradezu auf.

Die soziale Dimension der Krebserkrankung

Krebs ist kein rein biologisches Problem; die Krankheit trifft nicht nur den Körper des Patienten. Da hinter jeder Krebserkrankung die Todesfurcht steht, wird die gesamte Persönlichkeit erfaßt. Ja, die Auswirkungen bleiben nicht auf den Kranken beschränkt; Familienangehörige, Freunde und Ärzte sind von ihr ebenfalls betroffen. Damit enthält die Krebserkrankung neben ihrer biologischen eine soziale Dimension, zu der der Politiker Stellung beziehen kann und muß. Als Christa Wolf 1991 vor der Jahresversammlung der Deutschen Krebsgesellschaft über das Thema „Krebs und Gesellschaft" sprach [6], ging sie in ihrem Vortrag genau dieser sozialen Dimension der Krebserkrankung nach. Sie zeigte unter verschiedenen Gesichtspunkten auf, wie der Einzelne und wie die Gesellschaft mit der Krankheit Krebs umgehen. Sie fragte, womit das weitverbreitete Unvermögen, mit der Wahrheit einer schweren Krankheit umzugehen, zusammenhängt [7]. Nicht nur der Krebskranke selbst mag in einem Schwächezustand dazu neigen, sich über die Wahrheit seiner Krankheit selbst zu täuschen. Auch für die behandelnden Ärzte ist es schwer, sich dieser Wahrheit zu stellen. „Oft", so Christa Wolf, „wird das Wort ‚Krebs' in den ersten Gesprächen vom Arzt nicht verwendet. Das Wort ‚Krebs' ist bei aller fortschreitenden Aufgeklärtheit, bei aller Beherztheit, mit der es beim Schopf gepackt und in die Illustrierten gezerrt wird, unter Betroffenen ein Tabu geblieben; die nicht geringen Bestände magischen Denkens und Fühlens schrecken vor der alltäglichen Benutzung dieses Wortes zurück, als bedeute, es auszusprechen, sich die Krankheit an den Hals zu reden."[8]

Soziales Wohlbefinden als Ziel der Krebsmedizin

Nach wie vor muß jeder zweite, der an Krebs erkrankt, damit rechnen, an seiner Erkrankung zu sterben. Heißt das, daß die Krebsmedizin 2000 ohne Perspektive ist? – Wohl kaum. Ungeachtet dessen, ob und welche medizinischen Fortschritte zur biologischen Heilung in der Zukunft möglich sind, können wir alle dazu beitragen, die soziale Komponente in der Krebsmedizin zu stärken.

Die Heilungschancen für Krebskranke sind dann am größten, wenn die Krankheit möglichst frühzeitig entdeckt wird. Deshalb ist es für die Zukunft wichtig, immer mehr Menschen dafür zu gewinnen, die Vorsorgeuntersuchungen in Anspruch zu nehmen.

Wenn die Politik zur sozialen Dimension der Krebserkrankung und -medizin Stellung beziehen will, reicht allerdings ein Aufruf, an den Vorsorgeuntersuchungen teilzunehmen, nicht aus. Denn es ist eine Fehlvorstellung zu meinen, Krebsmedizin sei eine Aufgabe, die einzig medizinischen Spezialisten überlassen werden könnte und müßte. Dies wird besonders deutlich, wenn man sich vergegenwärtigt, welchem Zweck Medizin und damit auch die Krebsmedizin 2000 dient; sie dient der Gesundheit.

Aber was ist Gesundheit überhaupt? Ist nicht gerade Gesundheit ein rein biologischer Zustand? - Die Weltgesundheitsorganisation definiert Gesundheit als den Zustand des völligen körperlichen, geistigen und sozialen Wohlbefindens [9]. An dieser Begriffsbestimmung fällt auf, daß Gesundheit nicht als Abgrenzung zu Krankheit verstanden wird. Vielmehr wird Wohlbefinden angestrebt und damit ein Zustand, der in zweifacher Hinsicht bedeutsam ist. Erstens kann sich auch ein biologisch Kranker wohl befinden. Zweitens ist Wohlbefinden mehr als nur das Fehlen von Krankheit. Dies ergibt sich nicht nur aus der Begrifflichkeit, sondern auch daraus, daß in der Definition der Weltgesundheitsorganisation nicht nur auf das körperliche, sondern auch auf das geistige und soziale Wohlbefinden abgestellt wird. Es geht bei der Gesundheitsdefinition der Weltgesundheitsorganisation also darum, nicht nur Inhalte oder Begriffssubstrate zu bestimmen, sondern Zusammenhänge herzustellen. Letztlich ist die Gesundheitsdefinition der Weltgesundheitsorganisation darauf ausgerichtet, Lebensumstände zu optimieren [10].

Vor dem Hintergrund dieser Gesundheitsdefinition ist vorgegeben, was von der Krebsmedizin künftig unternommen werden muß, um der Idealvorstellung der Weltgesundheitsorganisation von der Gesundheit näher zu kommen. Die Krebsmedizin muß ihr Konzept auf drei Säulen aufbauen. Die erste und zweite müssen darauf abzielen, körperliches und geistiges Wohlbefinden zu ermöglichen. Wie schon erwähnt, können auch Kranke körperliches Wohlbefinden erlangen. Für die Krebsmedizin heißt das, daß ihre Aufgabe bei den unheilbar Kranken auch aus biologischer Sicht nicht beendet ist. Die Krebsmedizin kann und muß bei den unheilbar Kranken dann darauf ausgerichtet werden, deren Schmerzen zu lindern. Deshalb müssen Schmerztherapien konsequent angewendet werden. Gerade in diesem Bereich hat Deutschland noch viel nachzuholen. Durch den Einsatz von professionellen Schmerztherapien kann neben dem körperlichen auch das geistige Wohlbefinden des Krebskranken verbessert werden. Die dritte Säule der Krebsmedizin hat zur Aufgabe, soziales Wohlbefinden zu ermöglichen.

Das soziale Wohlbefinden eines Krebskranken kann in mehrerlei Hinsicht gestärkt werden. Es sei an den eingangs zitierten Gedanken aus dem Vortrag von Christa Wolf erinnert, wonach bei aller Aufgeklärtheit Ärzte und Angehörige davor zurückschrekken, gegenüber dem Erkrankten das Wort „Krebs" zu benutzen. Diese Sprache, genauer wäre hier Sprachlosigkeit, verrät uns. Denn bleiben wir nur deshalb stumm, weil wir den Kranken schonen wollen? Sind wir nicht vielmehr sprachlos, weil uns die Situation überfordert und zwar gerade im Hinblick auf unsere eigenen Ängste. Wenn wir aber der Wahrheit ausweichen, lassen wir den Kranken alleine und isolieren ihn dadurch. Möglicherweise hat er aber gerade das Bedürfnis, mit seinen Mitmenschen über seine Krebskrankheit zu sprechen, um diese besser bewältigen zu können. In einer Gesellschaft, die am Leistungsprinzip orientiert ist, in der Jugend, Kraft und biologische Gesundheit fast alles zu sein scheinen, ist es natürlich mißlich, durch andere an die eigene Schwäche und Sterblichkeit erinnert zu werden. Da ist Verdrängen einfach. Hier sind alle gefordert, jeder Einzelne. Es darf nicht zugelassen werden, daß die Krebskranken aus unserer Gesellschaft ausgegrenzt werden.

Deshalb sind Initiativen zu begrüßen, mit denen das soziale Wohlbefinden der Krebskranken gefördert werden kann. Das an der Charité gegründete Onkologische Patientenseminar Berlin Brandenburg e.V. [11] geht über die ärztliche Betreuung in Klinik und Praxis hinaus auf die individuellen Bedürfnisse krebskranker Menschen ein. Das Onkologische Patientenseminar bemüht sich darum, die Lebenskrise, in die Patienten durch die Diagnose Krebs geraten, aufzufangen und die Kranken vor allem dann nicht allein zu lassen, wenn zu Hause die innere Aufarbeitung ihrer Krankheit beginnt. Hier wird beispielhaft das soziale Wohlbefinden der Krebskranken gefördert. Gleiches gilt für die Tätigkeit der Nord-Ostdeutschen Gesellschaft für Gynäkologische Onkologie e.V. [12], die zum einen besonderen Wert auf die Interdisziplinarität der verschiedenen medizinischen Fachrichtungen legt und zum anderen mit dem Onkologischen Patientenseminar gemeinsame Fortbildungsveranstaltungen für Patienten und Angehörige durchführt. Fortbildungsveranstaltungen, die sich nicht nur an Mediziner richten, sondern auch an den Patienten wenden, sind ein besonderes Element sozialer Medizin. Denn soziales Wohlbefinden kann nur derjenige empfinden, der für seine Entscheidungen die Verantwortung und Selbstbestimmung behält. Der Krebspatient kann aber nur dann mit seinem Arzt über die für ihn richtige Behandlung entscheiden, wenn er informiert ist. Die zukünftige Krebsmedizin sollte daher den Patienten darin bestärken, von der Position des Behandelten wieder in die des Handelnden zu gelangen. Deshalb sind Fortbildungsveranstaltungen für die Patienten ein wichtiger Schritt, um ihm die Wahrnehmung ihrer Rechte zu ermöglichen und dadurch auch ihr soziales Wohlbefinden zu stärken.

Krebsmedizin 2000 bedeutet daher die beschriebene *ganzheitliche* Behandlung des Patienten, in der seine körperlichen, geistigen und sozialen Bedürfnisse befriedigt werden.

Der Hospizgedanke

Das Onkologische Patientenseminar widmet sich in besonderer Weise der Aufgabe, der Tabuisierung des Todes entgegenzuwirken. Patienten und Ärzte sollen lernen, gemeinsam die Angst vor dem Tod zu überwinden. Das Onkologische Patientenseminar will gerade auch für die Menschen Ansprechpartner sein, die den Kontakt zur Religion und/oder den Kirchen verloren haben und deshalb mit ihrer Frage nach dem Sinn des Lebens und der Angst vor dem Tod allein sind. Für die Angehörigen ist es ebenfalls wichtig, wenn sie beim Tod des Krebskranken von einer Gemeinschaft getragen werden.

Der Hospizgedanke ist in Deutschland in den vergangenen Jahren stetig gewachsen. In den Hospizen [13] finden Menschen Raum, um ihre letzte Lebensphase menschenwürdig zu gestalten. Dabei haben sich die unterschiedlichsten Möglichkeiten entwikkelt, von einer Vollbetreuung bis hin zu einer ambulanten Betreuung Sterbender und Schwerkranker. Die Hospize versuchen auch die Angehörigen zu entlasten, sei es, daß sie ihnen seelischen Beistand gewähren oder die Pflege des Kranken zeitweilig übernehmen.

Da Krebserkrankungen langwierig sind, wird die Hospizbewegung für Krebskranke zunehmend an Bedeutung gewinnen. Es ist daher zu begrüßen, wenn der Hospizgedanke auf verschiedenen Ebenen der Gesellschaft Verbreitung und Einfluß gewinnt. Es besteht eine Chance, durch ambulante Hospiztätigkeit langfristig einen Bewußtseinswandel herbeizuführen, der jedem einzelnen wieder Zugang zu bislang verschütteten Fähigkeiten einer selbstverständlichen Sterbebegleitung gerade im häuslichen Raum erlaubt. Auch der Gesetzgeber hat der wachsenden Hospizbewegung Rechnung getragen. Falls ein Aufenthalt in einem Hospiz erforderlich wird, haben Versicherte seit dem 1. Januar 1997 Anspruch auf einen Zuschuß ihrer gesetzlichen Krankenkasse, § 39 a Sozialgesetzbuch Fünftes Buch (SGB V)(14).

Fazit

Als Fazit der Überlegungen kann festgehalten werden, daß die Krebsmedizin 2000 nicht ausschließlich eine biologisch-medizinische Herausforderung bedeutet. Krebsmedizin ist nicht eine Aufgabe bestimmter Berufsgruppen oder politischer Anschauungen, sondern eine gesamtgesellschaftliche Aufgabe. Sowohl die Gesellschaft in ihrer Gesamtheit als auch jeder einzelne Bürger sind aufgerufen, Mitverantwortung für die Krebsmedizin zu tragen. Dieser ganzheitliche Ansatz der Krebsmedizin setzt voraus, daß die natur- und geisteswissenschaftlichen Fakultäten wieder näher zusammenrücken, sich gegenseitig austauschen und zusammenarbeiten.

Als Universitätsklinikum der Humboldt-Universität ist die Charité in besonderer Weise dem Gedanken verpflichtet, Natur- und Geisteswissenschaften als untrennbare Einheit zu sehen. Mögen sich alle darauf zum Nutzen der Krebsmedizin 2000 wieder besinnen.

Anmerkungen und Literatur

[1] Ausführlich dazu: Beardsley, Krebs – eine ernüchternde Bilanz, in: Spektrum der Wissenschaft, März 1994, S. 46–53; Krebs in Deutschland, Häufigkeiten und Trends, hrsg. von der Arbeitsgemeinschaft Bevölkerungsbezogener Krebsregister in Deutschland in Zusammenarbeit mit dem Robert-Koch-Institut, Saarbrücken 1997.

[2] Zu den Erwartungen in der europäischen Region vgl. Gesundheit 21, Das Rahmenkonzept „Gesundheit für alle" für die Europäische Region der WHO, Regionalbüro für Europa, Kopenhagen 1999, S. 68, Zahlen für 2015 über die Anzahl der Krebstoten und Neuerkrankungsfälle finden sich in: National Cancer Control Programmes, Policies und managerial guidelines, World Health Organization, Genf 1995, S. 2.

[3] Eine Auflistung über die (geschätzten) Neuerkrankungsfälle einschließlich der Sterbefälle für die verschiedenen Krebsarten findet sich in: Krebs in Deutschland, a.a.O, S. 10.

[4] Krebsmedizin 2000, E. Bergemann, J. Sehouli u.a., Manuskript für Berliner Ärzte, Zeitschrift der Ärztekammer Berlin, S. 1; Jahresberichte 1992–1999 des Onkologischen Patientenseminars Berlin-Brandenburg e.V., Stand August 1999, S.1.

[5] Übersichten über die Neuerkrankungen nach dem Alter für die verschiedenen Krebserkrankungen finden sich in: Krebs in Deutschland, a.a.O., S. 12 ff.

[6] Christa Wolf, Krebs und Gesellschaft, in: Scheidewege, Jahresschrift für skeptisches Denken, 22 (1992/1993), S. 220–237.

[7] Christa Wolf, Krebs und Gesellschaft, a.a.O., S. 225.

[8] Christa Wolf, Krebs und Gesellschaft, a.a.O., S. 223.

[9] Göckenjan, Stichwort „Gesundheitsbegriff", in: Lexikon des Sozial- und Gesundheitswesen, hrsg. von Rudolph Bauer, G-O, 2. Auflage, München, Wien 1996, S. 801.

[10] Göckenjan, Stichwort „Gesundheitsbegriff", in: Lexikon des Sozial- und Gesundheitswesen, a.a.O., S. 801. Daß es bei der Definition des Gesundheitsbegriff der WHO darum geht, Lebensumstände zu optimieren, wird auch deutlich, wenn man sich vergegenwärtigt, welches die wichtigsten Determinanten der Gesundheit nach Auffassung der WHO sind, nämlich: allgemeine sozioökonomische und umweltbedingte Verhältnisse, Wohnen, Landwirtschaft- und Lebensmittelproduktion, Bildung, Arbeitsumfeld, Arbeitslosigkeit, Wasser und Hygiene, Gesundheitswesen, Lebensweise, Alter, Geschlecht und erbliche Faktoren, so die Übersicht in: Gesundheit 21, a.a.O., S. 82.

[11] Zur Tätigkeit des Onkologischen Patientenseminars, vgl: Jahresberichte 1992–1999 des Onkologischen Patientenseminars Berlin-Brandenburg e.V., Stand August 1999; Faltblatt des Onkologischen Patientenseminars Berlin-Brandenburg e.V., Fortbildungen, Seminare und Beratung für Krebspatienten.

[12] Zur Tätigkeit der Nord-Ostdeutschen Gesellschaft für Gynäkologische Onkologie e.V. (NOGGO e.V.), Informationsblatt.

[13] Dalhoff, Stichwort „Versorgung in stationären Hospizen (§ 39 a)", in: Übersicht über das Sozialrecht, Elmar Amend u.a., 5. Auflage, Stand: 1. Januar 1998, Kapitel 5, Anm. 222, S. 187; Lorenz, Stichwort „Sterbekliniken", in: Lexikon des Sozial- und Gesundheitwesens, hrsg. von Rudolph Bauer, P–Z, 2. Auflage, München, Wien 1996, S. 1959–1961.

[14] Dalhoff, Stichwort „Versorgung in stationären Hospizen (§ 39 a)", in: Übersicht über das Sozialrecht, a.a.O., Anm. 222, S. 188.

Inhaltsverzeichnis

Der mündige Patient

Karin Koch

Die ABTOSA setzt sich zusammen aus dem Brandenburgischen Tumorzentrum-Onkologischen Schwerpunkt Cottbus e. V., dem Onkologischen Schwerpunkt e. V. Frankfurt (Oder), dem Tumorzentrum Bad Saarow e. V., dem Onkologischen Arbeitskreis Brandenburg/Nordwest e. V. in Neuruppin, dem Tumorzentrum Potsdam e. V., dem Nordbrandenburgischen Onkologischen Schwerpunkt e. V. in Schwedt, der Brandenburgischen Krebsgesellschaft e. V. und der Landesärztekammer Brandenburg. Gemeinsames Ziel ist es, die Versorgung von Tumorpatienten in Brandenburg flächendeckend zu organisieren. Die Tumorzentren, Onkologischen Schwerpunkte und Arbeitskreise sind regelhafter Teil der Gesundheitsstruktur des Landes Brandenburg.

Die enge Zusammenarbeit hat zum Aufbau eines umfassenden Krebsregisters geführt. Die Erfassungsrate der Tumorerkrankungen lag 1998 im Landes durchschnitt bei 86 %. Inzwischen umfaßt das Krebsregister die klinischen Daten von über 42 000 Patienten, wird für Auswertungen zum Verlauf von Krebserkrankungen genutzt und ermöglicht damit ein kontinuierliches Qualitätsmanagement. Institutionalisierte Tumorkonferenzen fördern die interdisziplinäre Diagnostik und Therapie bei Krebserkrankungen und tragen damit zur Qualität der onkologischen Versorgung bei.

Rationales Urteilen und Handeln sind von ärztlicher Seite erforderlich. In diesem Zusammenhang stellt sich eine Frage von zentraler Bedeutung: Woher nimmt der Arzt die Fähigkeit, Leiden und Angst der Patienten zu verstehen, den erforderlichen Abstand zu gewinnen, um subjektives Empfinden der Patienten für diagnostisches und therapeutisches Handeln zu nutzen? Wer sich ernsthaft auf dieses Problem einläßt, erlebt schon bald an seinen eigenen Gedanken und Gefühlen, wie vielschichtig und belastend Themen wie „Krebs“ und „Angst“ sein können.

Ärzte brauchen die Hilfe ihrer Patienten. Den Krebskranken, ihren Angehörigen und Freunden und den Mitarbeitern aus Klinik und Praxis verdanken die Ärzte wichtige Erfahrungen beim gemeinsamen Umgang mit Ängsten und Tabus mit Offenheit und gegenseitigem Vertrauen.

In Wartezimmern finden zu wenige Gespräche zwischen Krebskranken untereinander statt. Offene Gespräche kommen nur selten spontan zustande. Um so mehr sind die Patienten auf die emotionale Unterstützung im privaten, aber auch im ärztlichen und pflegerischen Bereich angewiesen.

Krebspatienten sprechen ihre Ärzte nur selten auf ihre Gefühle an. Viele meinen, Ärzte hätten dafür keine Zeit, andere meinen, ein offenes Aussprechen ihrer eigenen Angst würde den Gesprächspartner zu stark belasten. Dieses Argument findet man auch oft im privaten Bereich, z. B. bei Ehepartnern. Eigentlich müßte die Initiative zu solchen Gesprächen von den Angehörigen oder vom Arzt ausgehen. Erfahrungen zeigen aber, daß eher selten mit solchen Initiativen zu rechnen ist. Umso wichtiger ist es, daß mit diesem Kongreß Krebspatienten selbst die Initiative ergreifen. Krankheit, Angst und Tod sind auf diesem Kongreß keine Tabuthemen mehr.

Warum gerade der Arzt solche Blockaden nicht überwinden kann, ist bislang wenig untersucht worden. Ärzte und Mitarbeiter glauben oft der Anspruchshaltung der Patienten und ihrer Angehörigen ausgesetzt zu sein, zielstrebig, optimistisch, erfolgreich und allumfassend wissend sein zu müssen. Diese Erwartungshaltung kann nun gerade seitens des Arztes das Empfinden persönlichen Versagens auslösen, da er solchen Ansprüchen nicht genügen kann. Therapiemöglichkeiten in der palliativen Medizin zur Symptomlinderung werden abgewertet, eine Überbehandlung kann die Folge sein, selbst wenn ihr Sinn fraglich ist.

Wenn Patienten Diagnostik und Therapie sowie den weiteren Krankheitsverlauf als aktive Partner des Arztes mitgestalten sollen, dann muß der Arzt nicht nur selber sprechen, sondern zuerst das Zuhören lernen. An die Öffentlichkeit dringen oft nur kritische Betrachtungen aus der Sicht enttäuschter Patienten. Projektive Schuldzuweisungen finden statt, ein ungünstiger Krankheitsverlauf wird letztlich dem Arzt als persönliches Versagen oder gar Schuld angelastet.

Es war eine Ärztin, die einen entscheidenden Beitrag zur Krebsbekämpfung geleistet hat: Frau Dr. Mildred Scheel gründete 1974 die Deutsche Krebshilfe, die schnell zu einer einflußreichen Bürgerbewegung wurde. Ihr ist es zu verdanken, daß das Tabuthema Krebs durchbrochen wurde. Sie hat dazu beigetragen, die Krankheit von dem Stigma zu befreien, persönliche Schuld oder Strafe zu sein. Die Enttabuisierung der Krankheit ermöglicht Patienten und ihren Mitmenschen, das Thema Krebs miteinander zu besprechen. Ziel der breiten Informationskampagnen der Deutschen Krebshilfe sind aufgeklärte Patienten, die aktiv an der Diagnostik und Therapie ihrer Krankheit mitarbeiten können.

In Deutschland erkranken jährlich 43000 Frauen neu an Brustkrebs. Miteinander reden kann nur, wer dieselbe Sprache spricht. In Amerika wurden Organisationen gegründet, die Informationen über Brustkrebs an Brustkrebskranke vermitteln. Es gibt in den USA sehr viel umfangreichere Aktivitäten zur Brustkrebsbekämpung als bei uns. Die NBCC, die Nationale Brustkrebskoalition ist angetreten, damit die Sicht von Patientinnen stärker bei Verhandlungen berücksichtigt wird.

In dieser amerikanischen Dachorganisation sind 450 lokale Brustkrebsinitiativen mit insgesamt 60000 Mitgliedern zusammengeschlossen. Und die NBCC kommt nicht mit leeren Händen. Durch politische Einflußnahme haben die Frauen erreicht, daß der Senat ein Vielfaches der bisherigen Gelder für die Brustkrebsforschung bewilligte. Zusätzlich hat die Forschung erhebliche finanzielle Mittel von Kosmetik- und Modekonzernen zur Verfügung gestellt bekommen zur Bekämpfung der „Brustkrebsepidemie", wie die Amerikanerinnen es nennen. Brustkrebsfrüherkennung durch Röntgen-Mammographie ist die einzige Screening-Methode, deren Wert in randomisierten Studien bewiesen wurde. Regelmäßige Mammographien bewirken bei den Frauen zwischen 50 und 70 Jahren eine dreißigprozentige Senkung der Mortalität.

Wo steht die Krebstherapie in der Bundesrepublik Deutschland heute? Krebs ist die zweithäufigste Todesursache und die häufigste bei Frauen im mittleren Lebensalters bis 65 Jahre. In den vergangenen Jahrzehnten haben sich in der Krebstherapie interdisziplinäre Therapiekonzepte aus Chirurgie, Strahlentherapie, Chemotherapie, Immun-, Gen- und anderen Therapien etabliert. Verbesserungen der Tumorrückbildungen und Überlebenszeiten wurden durch neue therapeutische Möglichkeiten wie Knochenmarks- und periphere Stammzelltransplantationen erreicht, allerdings bei erheblichen Therapiekosten. Klinische Studien zur Evaluation verschiedener Therapien beinhalten zunehmend auch ökonomische Analysen. Während die klinische Forschung die Effektivität von Behandlungen bewertet, zielen die ökonomischen Gesichtspunkte auf Akzeptanz unter dem Gesichtspunkt von Kosten-Nutzen-Analysen. Doch im Vergleich zu den finanziell geförderten Patienteninitiativen in den USA ist die Bundesrepublik Deutschland ein Entwicklungsland.

Was wünscht sich der Patient? Unabhängig von seiner Haltung zur Krebserkrankung, ob er kämpferisch oder fatalistisch eingestellt ist, möchte er sich aufgehoben fühlen. Kommunikation zwischen Patient und Arzt ist für ihn sehr wichtig. Patienten, die ihre Krankheiten und die komplexen Behandlungen verstehen, werden eher die Therapien verkraften, mehr zufrieden sein und weniger unter Angst und Depressionen leiden. Die psychosoziale Betreuung durch den Arzt selbst ist von großer Bedeutung, um den Patienten für ihr privates und soziales Umfeld Sicherheit zu vermitteln.

Leider haben die unzähligen Diskussionen der letzten Jahre über Kosten im Gesundheitswesen, Arzneimittelbudgets und Gesundheitsreformen zu einer Verunsicherung der Patienten, aber auch der behandelnden Ärzte geführt. Die Patienten fragen, ob ihnen die bestmöglichen Therapien weiterhin zur Verfügung gestellt werden, die Ärzte werden zunehmend unter Druck gesetzt, Einsparungen zu realisieren. Diese Situation schafft ein Umfeld, in dem soziales Engagement immer schwieriger wird. Initiativen wie das Onkologische Patientenseminar Berlin-Brandenburg e. V. ringen um ihre Existenz.

So stehen Politiker, Kostenträger, Unternehmen, Ärzte und medizinisches Personal vor schwierigen Aufgaben, wenn Patienten die ihnen zustehenden diagnostischen, therapeutischen und psychosozialen Möglichkeiten einfordern. Der gut informierte und mündige Patient ist eine wichtige Voraussetzung für gemeinsames Handeln aller Betroffenen und Beteiligten. Er ist aber auch ein manchmal unbequemer Mahner, wenn er an das soziale Gewissen aller in der Krebsbehandlung Verantwortlichen apelliert. Das Onkologische Patientenseminar Berlin–Brandenburg e. V. im Universitätsklinikum Charité übernimmt Verantwortung. Es sollte ihm alle erdenkliche Hilfe zuteil werden, diese Verantwortung in der Betreuung der an Krebs erkrankten Menschen auch realisieren zu können.

Aufgaben der Gesundheitspolitik

Andrea Fischer

Onkologisches Patientenseminar

Das Onkologische Patientenseminar Berlin-Brandenburg e. V. ist eine bemerkenswerte Initiative zur Verbesserung der Situation von dort lebenden Krebspatienten. Es fördert nicht nur die Betreuung von Krebskranken, sondern gibt auch in vielfältiger Weise Hilfestellung bei der Bewältigung der durch die Krankheit häufig verursachten Lebenskrise.

Denn bei der Diagnose Krebs stehen die Krebspatientinnen und -patienten neben der gesundheitlichen Belastung meist das erste Mal in ihrem Leben vor dem Problem, sich mit dem Thema Tod und Sterben beschäftigen zu müssen. Viele Betroffenen sind damit überfordert. Deshalb ist es wichtig, daß sie nicht nur medizinische, sondern auch individuelle Unterstützung bekommen. Das gilt vor allem für die Zeit nach den Untersuchungen und der Therapie im Krankenhaus. Denn gerade dann fühlen sich die Betroffenen häufig alleine gelassen bei der inneren Aufarbeitung ihrer Krankheit.

Hier beginnt die Arbeit des Onkologischen Patientenseminars. Mit seiner Hilfe wird diese Aufarbeitung erleichtert und die Betroffenen durch individuelle Betreuung und Information gestärkt. Dabei werden auch Tabuthemen wie die positive Auseinandersetzung mit dem Tod als integralem Bestandteil des Lebens nicht ausgeschlossen.

Die Bilanz der Arbeit kann sich sehen lassen. In den letzten 7 Jahren wurden mehr als 180 Veranstaltungen für Krebspatienten und die an der Krebsbehandlung beteiligten Berufsgruppen durchgeführt. Das OPS finanziert sich zum größten Teil aus Spenden.

Maßnahmen der Bundesregierung

Krebs ist nach wie vor ein wichtiges Thema für die Gesundheitspolitik. Krebs ist derzeit die zweithäufigste Todesursache, jährlich erkranken ca. 338000 Menschen neu. Auch gibt es ernstzunehmende Modellrechnungen, nach denen in der Mitte des 21.

Jahrhunderts Krebs die häufigste Todesursache in den industrialisierten Ländern sein wird. Damit bleibt die Krebsbekämpfung auch in Zukunft eine wichtige gesundheitspolitische Aufgabe.

In den letzten 20 Jahren ist allerdings bereits viel bei der Krebsbekämpfung erreicht worden. Ein wichtiges Ergebnis, das auf Daten aus dem Saarland basiert, ist: Seit Beginn der siebziger bis Ende der achtziger Jahre haben sich die 10-Jahres-Überlebensraten im Durchschnitt für Männer von 25 auf 37%, für Frauen von 44 auf 49% verbessert. Zu dieser erfreulichen Entwicklung haben auch eine Vielzahl von Maßnahmen der Bundesregierung einen Beitrag geleistet. Seit Beginn des Gesamtprogramms zur Krebsbekämpfung im Jahr 1979 wurden in den alten Ländern 55, in den neuen Ländern 20 Behandlungsschwerpunkte – Tumorzentren und Onkologische Schwerpunkte – mit Bundesmitteln auf- bzw. ausgebaut. Dazu kamen bundesweit 18 Palliativstationen an größeren Krankenhäusern. Auch Berlin hat hier in Form einer finanziellen Unterstützung sieben regionaler und eines überregionalen Tumorzentrums sowie eines klinischen Tumorregisters profitiert.

Jetzt laufende Aktivitäten des Bundesministeriums für Gesundheit betreffen Feldstudien zur Evaluation der regionalen Versorgung Krebskranker. Auch hier ist Berlin mit der an der Robert Rössle-Klinik durchgeführten Studie zum Rektumkarzinom beteiligt. Im Rahmen dieser Studien sollen in 8 Regionen anhand von Leitlinien für Diagnostik, Therapie und Nachsorge die Abläufe und das Ergebnis der Behandlung von Krebspatienten erfasst und bewertet werden, insbesondere mit dem Ziel der Erkennung möglicher Defizite.

Drei Modellvorhaben beziehen sich darüber hinaus auf Qualitätssicherung an der Schnittstelle zwischen ambulantem und stationärem Sektor. Hier wird eine Optimierung der Kommunikation und Therapieabstimmung angestrebt, womit der immer wieder geforderten besseren Zusammenarbeit zwischen ambulanter und stationärer Versorgung Rechnung getragen werden soll. Schließlich wird die bundesweit tätige „Informations- und Koordinationsstelle für Leitlinien in der Onkologie" gefördert.

Ende 1996 ist nach einigen Anlaufschwierigkeiten der Modellverbund zur Verbesserung der Schmerztherapie angelaufen. Ziel der geförderten 4 Projekte ist die Verbesserung der interdisziplinären Organisation der Schmerzbehandlung, die Etablierung diagnostischer und therapeutischer Leitlinien sowie die Einführung qualitätssichernder Routinen und deren Überführung in die Regelversorgung.

Darüber hinaus hat die Bundesregierung noch eine Reihe anderer wichtiger Maßnahmen zur Verbesserung der Situation der Krebspatientinnen und -patienten initiiert: Patientenaufklärung und Information, Förderung unkonventioneller Ansätze bei der Krebsbekämpfung und Krebsregistrierung, Forschung zu Früherkennung und umfangreiche Maßnahmen zur Verbesserung der Versorgung, auch der psychosozialen Betreuung krebskranker Kinder sind nur einige Beispiele.

Die flächendeckende medizinische Versorgung in der Bundesrepublik Deutschland ist aufgrund geltender Rechtslage und dem föderalen Aufbau unseres Landes primär Aufgabe der einzelnen Bundesländer in Zusammenarbeit mit der Selbstverwaltung im Gesundheitswesen. Die eben genannten und von Bundesseite unterstützten Maßnahmen können deshalb in der Regel nur Modellcharakter haben und einen Anstoß geben, nicht jedoch die dauerhafte flächendeckende Verbesserung der Versorgung bewirken bzw. sicherstellen. Hier sind die verantwortlichen Akteure im Gesundheitswesen aufgerufen, sich der permanenten Aufgabe der Verbesserung vorhandener Strukturen im Gesundheitswesen zu stellen und erfolgreiche Modelle auch flächendeckend in der Regelversorgung umzusetzen und zu erhalten.

Stärkung der Patientenrechte

Die Neuausrichtung unseres Gesundheitswesens an den Bedürfnissen der Patientinnen und Patienten ist das Kernstück unserer Gesundheitspolitik. Schon lange wollen Patientinnen und Patienten nicht mehr, daß über ihre Köpfe hinweg geredet und bestimmt wird. Sie wollen aktiv in alle notwendigen Prozesse einbezogen werden. Das Informationsbedürfnis bei

Gesundheitsthemen ist immens, das zeigt auch die zunehmende Zahl der Kontakte entsprechender Internetadressen.

Wir wollen die Patientinnen und Patienten bei ihrem Anliegen, stärker in die Gestaltung des Gesundheitswesens einbezogen zu werden, unterstützen. Das ist auch eine Voraussetzung dafür, daß die Menschen mehr Selbstverantwortung für ihre Gesundheit übernehmen. Nur aufgeklärte und informierte Patienten können ihre Gesundheit fördern und die Einrichtungen des Gesundheitssystems sinnvoll nutzen und damit letztlich auch einen Beitrag zum Behandlungserfolg leisten. Mit der Gesundheitsreform 2000 wird die Stellung der Patienten im Gesundheitswesen gestärkt und eine umfassende, rechtlich abgesicherte Information und Aufklärung der Patienten sichergestellt. Wir wollen die Informationsmöglichkeiten für Patienten und Versicherte verbessern.

Die Krankenkassen sollen in Zukunft die Möglichkeit erhalten, Modellprojekte zur Beratung zu finanzieren. Hierbei ist es wichtig, daß unabhängige Stellen diese Arbeit übernehmen. Die ersten Reaktionen auf diesen Ansatz haben deutlich gemacht, daß im Grunde alle Beteiligten im Gesundheitswesen sich als die wahren Vertreter der Patienteninteressen verstehen. Entsprechend skeptisch wird die Notwendigkeit einer unabhängigen Beratung betrachtet. Diese ist jedoch ausgesprochen wichtig.

Verstärkt werden soll auch die Beratung von Versicherten durch den Medizinischen Dienst der Krankenkassen. Die Versicherten können sich in Zukunft unmittelbar direkt vom Medizinischen Dienst beraten lassen. Denkbar wäre dies z. B. bei Verdacht auf einen Behandlungsfehler, vor Entscheidungen über schwerwiegende Operationen oder über unkonventionelle Heilmethoden. Das Letztere erscheint gerade für Krebspatienten und ihre Angehörigen relevant, da hier nur zu oft auf der Suche nach dem vermeintlich letzten Strohhalm zu weithin ungesicherten Methoden gegriffen wird. Die Einschaltung des MDK kann nicht nur die Wirtschaftlichkeit erhöhen, sondern vor allem die Belastung für die Versicherten verringern. Darüber hinaus sollen die Krankenkassen Versicherte bei der Verfolgung von Schadensersatzansprüchen aus Behandlungsfehlern aktiver unterstützen. Dies liegt im übrigen auch im Interesse der Kassen, die eigene Regressansprüche besser geltend machen können.

Es gibt aber noch weitere Aktivitäten zur Stärkung der Patienten. Bereits seit dem letzten Jahr arbeitet eine Länder-Arbeitsgruppe unter Beteiligung des Bundesministeriums für Gesundheit an einer Patienten-Charta, die eine Art Wegweiser für den Patienten zur verantwortlichen Wahrnehmung seiner Rechte und Möglichkeiten werden soll. Auf der 72. Gesundheitsministerkonferenz am 9./10. Juni 99 wurde von den für das Gesundheitswesen zuständigen Ministerinnen und Ministern das entsprechende Dokument „Patientenrechte in Deutschland heute" beschlossen. Unter Federführung des Bundesgesundheitsministeriums wurde eine Arbeitsgruppe installiert, die sich dem Thema Verbesserung der Patientenrechte umfassend widmen soll. Es soll im Rahmen dieser Beratungen auch ein Konzept erarbeitet werden, welche Institutionen zur Verstärkung der Rolle der Patientinnen und Patienten in Zukunft besser genutzt werden können.

Gesundheitsberichterstattung

Zur verbesserten Information gehört auch die Gesundheitsberichterstattung, deren gesammelte und aufbereitete Daten der Öffentlichkeit zur Verfügung stehen. Diese Daten können auch für die Krebsbekämpfung und für die Information von Krebspatienten genutzt werden. Das hierfür eingerichtete Informations- und Datenzentrum Gesundheitsdaten (IGD) ist seit Mai 1999 ebenso über Internet zugänglich (www.gbe-bund.de) wie die speziell für Krebserkrankungen ausgewählten Daten und Informationen, die beim Robert-Koch-Institut gesammelt und aufbereitet werden. Sie sind ebenfalls im Internet über die Homepage des RKI abrufbar.

Krebsinformationsdienst

Ein wichtiges Beispiel für umfassende, unparteiische und auf dem letzten Stand des medizinischen Wissens befindliche Patienteninformation ist der vom Bundesgesundheitsministerium geförderte telefonische „Krebsinformationsdienst“ am Deutschen Krebsforschungszentrum (DKFZ) in Heidelberg. Dieser allen Bürgern offenstehende telefonische Auskunftsdienst bietet kostenfrei Informationen über Krebs – angefangen von der Prävention über Diagnostik und Therapie bis hin zur Rehabilitation. Aufgrund der besonderen Arbeitsbedingungen des KID, der auf alle Möglichkeitendes DKFZ zugreifen kann, können Anrufer mit kompetenten und unabhängigen Auskünfte rechnen, die häufig auch zu wichtigen Weichenstellungen in der Lebensplanung der Patientin bzw. Patienten beitragen können.

Beteiligung bei Arzneimitteln

Auch bei der Frage der Zulassung von Arzneimitteln wird über die Beteiligung von Patientinnen und Patienten diskutiert. Es ist verständlich, daß Kranke jede erfolgversprechende Behandlungsmethode möglichst rasch anwenden möchten.Gerade in der Krebstherapie hat sich jedoch immer wieder gezeigt, daß allzu großen Erwartungen bislang meist rasch die Ernüchterung folgte. Insofern ist zum Schutz der Patienten auch eine staatlich geregelte Überprüfung von Medikamenten vor ihrer Zulassung aus meiner Sicht unabdingbar.

Dennoch ist darüber nachzudenken, wie Patientinnen und Patienten besser in diesen Prozeß einbezogen werden können, ohne daß ihre Rechte ausgehebelt werden. Auch aus dem Krebsbereich sind in der Vergangenheit Forderungen erhoben worden, die Zulassung neuer Medikamente zu erleichtern und dies ist im verantwortbaren Umfang auch bereits geschehen, soweit es bei onkologischen Arzneimitteln den Übergang von der präklinischen in die klinische Erprobungsphase betrifft. Gemäß einer Anfang diesen Jahres in Kraft getretenen EU-Leitlinie wurden zudem weitere erleichternde Bedingungen für das gesamte Prüfverfahren und damit eine der wichtigen Zulassungsvoraussetzungen für diese Wirkstoffgruppe verankert. Dabei fanden auch deutsche Erfahrungen mit dem o. g. gestrafften präklinischen Prüfverfahren für Substanzen mit einer das Krebszellwachstum hemmenden Wirkung Eingang.

Fazit

Es gibt viele Initiativen zur Stärkung der Position der Patientinnen und Patienten im Gesundheitswesen. Eine davon ist die des Onkologischen Patientenseminars Berlin-Brandenburg e. V. Im Jahresbericht der OPS ist die Rede davon, daß „pflegende, betreuende und kommunikative Dienstleistungen durch Sparzwänge immer mehr reduziert werden. Gespräche zwischen Arzt und Patient werden schlecht honoriert und werden deshalb immer kürzer“. Deshalb würde die Arbeit des OPS immer bedeutender. Daß diese Arbeit für die Krebspatienten immer wichtiger wird, ist erfreulich, wenn sie aber Ersatz für die medizinischen und pflegerischen Leistungen wäre, käme das einer gesundheitspolitischen Kapitulation gleich.

Mit der GKV-Gesundheitsreform 2000 setzen wir die Rahmenbedingungen so, daß alle medizinisch und auch pflegerisch notwendigen Leistungen weiterhin erbracht werden können. Hierfür stehen ausreichend Mittel zur Verfügung. Es geht nicht um Mittelkürzungen, sondern darum, Einnahmen und Ausgaben der GKV in ein vernünftiges Verhältnis zu bringen, damit Patienten und Arbeitgeber nicht weiter belastet werden. Im Mittelpunkt stehen inhaltliche Verbesserungen. Die Stichworte lauten: mehr Patientennähe, mehr Qualität, mehr Kooperation zwischen den Leistungsbereichen.

Besonders die mangelnde Kooperation von ambulantem und stationärem Bereich ist nicht nur kostentreibend, sondern führt vor allem zu einer schlechteren Versorgung von chronisch kranken Menschen wie z. B. den Krebspatienten. Deshalb soll die integrierte Versorgung zur Regelversorgung werden. Die Rolle des Hausarztes als Lotsen durch das immer komplexere Gesundheitssystem ist zu stärken. Es ist ein Bündel von Maßnahmen zur besseren Verzahnung aller Leistungsbereiche vorgesehen.

Mit der Gesundheitsreform 2000 wird insgesamt die Zusammenarbeit zwischen den Berufen des Gesundheitswesens und zwischen ambulanter und stationärer Versorgung deutlich verbessert.

In einem Gesundheitssystem, wie es sich die rotgrüne Bundesregierung vorstellt, haben auch Initiativen wie das OPS einen wichtigen Platz. Denn sie tragen zur Stärkung der Rolle der Patientinnen und Patienten bei und leisten Hilfe zur Selbsthilfe. Damit sind solche Projekte eine wichtige Ergänzung, aber selbstverständlich kein Ersatz zur notwendigen medizinischen und pflegerischen Betreuung.

Krebsmedizin erfordert Interdisziplinarität

Roland Felix

Der Leitspruch der Deutschen Krebshilfe und der Deutschen Krebsgesellschaft ist auch der Leitspruch der medizinischen Fakultät der Humboldt-Uni: „Durch Wissen zum Leben". Nur durch Wissen können wir zur Überwindung der Krankheit gelangen und dieses Wissen wird oft sehr schwer und mühsam erworben. Aufgabe der Charité ist es, junge Menschen zu lehren, die Ursache der Krankheiten zu erforschen. Lehre und Forschung sind unverzichtbar im Kampf gegen alle Erkrankungen, besonders aber gegen den Krebs. Im nächsten Jahrhundert wird Krebs voraussichtlich die häufigste Sterbeursache überhaupt sein.

Die Forschung hat in der Geschichte der Charité immer eine große Rolle gespielt. Jüngstes Beispiel ist Professor Lüth: Es ist ihm gelungen, einen Roboter zu entwickeln, der durch sichere Einlage von Kathetern und radioaktiven Strahlern in Tumoren Operationen leichter, schneller, exakter und besser wiederholbar macht.

Doch Technik ist nicht alles, Roboter lösen nicht alle Probleme, vor allem nicht bei der Krebsbehandlung. Es sei an die großartige Arbeit einer Frau erinnert, die vor 25 Jahren mit unglaublichem Schwung und Einsatzwillen als Frau des Bundespräsidenten Walter Scheel die Deutsche Krebshilfe ins Leben rief, Frau Mildred Scheel. Sie ist in Deutschland das Symbol für die Krebsbekämpfung schlechthin geworden, wissenschaftlich, inhaltlich und sozial. Ohne die von ihr ins Leben gerufene Deutsche Krebshilfe wäre vieles in diesem Lande nicht möglich gewesen. Sie hat dem Gedanken, den Krebskranken durch die Gesellschaft zu helfen, zum Durchbruch verholfen. Dank der hervorragenden Initiative der Bürger unseres Landes kann die Deutsche Krebshilfe heute viele Mittel für die Erforschung der Krebserkrankung einsetzen.

Aber auch Krebskranke selbst sollen in Zukunft mehr Rechte und Möglichkeiten bekommen. Besonders deshalb ist es erfreulich, daß Krebspatienten und Ärzte der Charité diese neue gemeinsame Aufgabe erkannt haben.

Schon zur Zeit der deutschen Aufklärung hat sich vor 200 Jahren der Physiker und Philosoph Georg Christoph Lichtenberg (1742–1799), immer wieder gefragt: Kann es denn sein, daß die Welt von einem Schöpfer gemacht worden ist, der die Sache doch nicht so ganz verstanden hat? Vielleicht wollte er die Welt erst „zur Probe" erschaffen? In der Welt ist ständig Krankheit, Tod und Schmerz! Ist das etwa der Sinn des Lebens?

Oder wollte er, daß die Menschen selbst aus eigener Kraft das Rätsel des Lebens und des Todes lösen? Wäre die Lösung des Rätsels vielleicht sogar gemeinsame Aufgabe aller Wissenschaften, der natur- und geisteswissenschaftlichen Fakultäten unserer Universität, wie es der Präsident des Deutschen Bundestages bereits angedeutet hat?

Die Tabuisierung des Todes in unserer Gesellschaft wird auf diesem Kongreß zu Recht durchbrochen, durch Verdrängung löst man keine Probleme. Wer die Angst vor dem Tod überwindet, hat mehr vom Leben Wir alle müssen in uns selbst den „Kraftquell des Lebens", die „Freude am Leben", durch die Auseinandersetzung mit dem Tod neu entdecken. Auch das gehört zu „Lehre und Forschung", zum Arztsein wie zur medizinischen Wissenschaft.

Es ist mehr „Wissen vom Leben" erforderlich, um die „Liebe zum Leben" begreifen zu können. Besonders den Studenten sollte im Studium eins ganz klar werden: Es ist die vom Tode wissende Lebensfreundlichkeit, die das kurze und vor allem unwiederholbare Leben jedes einzelnen von uns so wertvoll macht.

Thomas Mann (1875–1955) erinnerte – etwas in Anlehnung an Arthur Schopenhauer (1788–1860) – zu seinem 50. Geburtstag wie folgt: „Wenn ich einen Wunsch für den Nachruhm meines Werkes habe, so ist es der, man möge davon sagen, daß es lebensfreundlich ist, obwohl es vom Tode weiß, ja dem Tode verbunden ist."

Nach Thomas Mann gibt es zweierlei Lebensfreundlichkeiten. Die eine will vom Tode nichts wissen, sie ist einfältig, und fraglich robust. Die andere weiß von dem Tod, und nur diese - so meint Thomas Mann – hat einen geistigen Wert. Sie ist die Lebensfreundlichkeit der Künstler, der Dichter und der Schriftsteller.

Nur warum hat Thomas Mann den Arzt und den Politiker vergessen? Vielleicht sollte die Politik und Medizin des 21. Jahrhunderts die Fehler vergangener Jahrhunderte nicht wiederholen. Ärzte und Politiker sollten in Zukunft wieder mehr Künstler und Philosophen sein.

Auch Martin Heidegger (1889–1976), einer der größten Existentialphilosophen dieses Jahrhunderts, hat im gedanklichen Vorlauf zum Tode die entscheidende Voraussetzung für die umfassende Sicht auf das eigene Leben gesehen. Erst wenn der Mensch sich der Unausweislicheit seines eigenen Todes bewußt werde, begreife er die kurze Spanne seines Lebens. Hier wird die Lebensfreudlichkeit zur unausweichlichen Konsequenz des Wissens. Und die Lebensfreundlichkeit die vom Tode nichts wissen will, die kann nicht nur als dumm und flach bezeichnet werden, sie wäre im übrigen auch unärztlich und unethisch.

Ethik ist vor allem auch eine Aufgabe der hohen Politik. Vor der Charité hängen Plakate mit dem Slogan „Ich rauche gern". Diese schreckliche Unsitte des Rauchens macht viele unserer Bemühungen sinnlos. Es macht uns Angst, daß die Bundesregierung klagen will gegen das Verbot der Rauchreklame in Europa.

Die Franzosen sind da sehr aktiv. Ein Institut in Lyon hat ermittelt, daß in 20–30 Jahren eine Lawine von Krebserkrankungen kommen wird, wenn nicht sofort mit dem öffentlichen Rauchen aufgehört wird. Die Generation, die dann in das Krebsalter eintritt, hat vorher Jahrzehnte geraucht. Die Raucherquote der Jugend liegt in Deutschland um 50%, in Frankreich liegt sie noch etwas höher.

Wir müssen etwas dagegen tun! Im nächsten Jahr werden 100000 Menschen an den Folgen des Rauchens, nicht nur an Krebs – aber in erster Linie an dem durch das Rauchen verursachten Krebs – versterben. Es gibt gesellschaftliche Möglichkeiten, das zu verhindern, diese müssen endlich genutzt werden. Die Medizinische Fakultät mit ihren kleinen und immer kleiner werdenden Mitteln, will ebenfalls helfen, eventuell durch einen Lehrstuhl für Prävention. Der Gedanke der Prävention wurde bisher zu wenig gepflegt.

Die europäische Union hat sechs Regeln gegen den Krebs veröffentlicht: 1. nicht rauchen, 2. nicht rauchen und 3. ebenfalls nicht rauchen. Dann kommen 4. Bewegung, 5. Obst, Früchte und 6. die Vorsorge.

Aber auch die Aufstellung dieser sechs Regeln gegen den Krebs durch die Europäische Union wird wohl kaum das Verhalten der Menschen ändern können. Vielleicht müssen wir in Zukunft alle ein wenig Glück haben, wenn wir nicht an Krebs erkranken wollen.

Was sollen denn Politiker und Mediziner tun, die für unsere Zukunft verantwortlich sind? Wie sieht das Konzept der Deutschen Krebsmedizin für das nächste Jahrhundert aus? Es wird viel Geld in die onkologische Forschung und Lehre investiert. Benötigt wird auch – z. B. auf das Rauchen bezogen - eine neue Verantwortung des Einzelnen in der Gesellschaft für das Ganze!

Es besteht heute zwar die Möglichkeit, mit speziellen bildgebenden Verfahren und niedrigen Dosen bei relativ moderaten Kosten, sehr früh Krebsgeschwülste in der Lunge zu erfassen. Aber soll dadurch das Rauchen sicherer gemacht werden? Soll das Geld der Forschung dafür ausgeben werden? Ähnliche Fragen ergeben sich im Zusammenhang mit dem Alkohol. Sollen wir den Alkohol sicherer machen, obwohl er bekanntlich unsere Hirne auf Dauer erheblich schädigt?

Wir müssen uns den kulturphilosophischen Fragen unserer Zeit neu stellen, ohne dabei unsere eigene Philosophie selbstgerecht über die der anderen stellen zu wollen. Derartig primitive Haltungen, wie sie in früheren Jahrzehnten einmal in Politik gegossen wurden, können schnell dazu verführen, sie mit Gewalt durchsetzen zu wollen. In keiner Stadt der Welt haben die Menschen so direkt wie in Berlin für die schrecklichen Konsequenzen dieser Fehlhaltungen büßen müssen.

„Krebsmedizin 2000", – aus der Sicht dieser Fakultät muß das heißen: In Forschung und Lehre junge Ärzte zu einer neuen Verantwortung für das Ganze zu erziehen. Zur Forschung und Lehre gehört auch die Ethik in der Gesellschaft. Alexander von Humboldt, mit seinem Bruder der Namensgeber der Universität, beklagte die Auseinanderentwicklung der Natur- und Geisteswissenschaften, die sich schon in der Aufklärung im 17. und 18. Jahrhundert mit Descartes und Rousseau vollzog. Gerade die Onkologie ist eine Wissenschaft, die ein interdisziplinäres Vorgehen nicht nur erfordert, ja geradezu erzwingt. Dazu gehören auch die Seminare und Fort-bildungsveranstaltungen des Onkologischen Patientenseminars. Krebspatienten brauchen seelische Betreuung, medizinische Information und einen individuellen Sinn in ihrem Leben.

Der Göttinger Physiker und Philosoph Georg Christoph Lichtenberg (1742–1799) forderte: „Wahrheit ist kostbar, noch kostbarer ist es aber, die Wahrheit zu finden". Das ist die Aufgabe der Charité, der Medizinischen Fakultät der Humboldt-Universität zu Berlin, im kommenden Jahrhundert.

Die Verantwortung der Krankenkassen

Rolf Dieter Müller

Die Auseinandersetzung mit der Krankheit Krebs und auch der daraus resultierenden Konfrontation mit dem Thema Tod wird jeden einzelnen dieser Gesellschaft im folgenden Jahrtausend mehr als je zuvor beschäftigen. Mit dem Begriff „uns" sind nicht nur die am Gesundheitssystem beteiligten Berufsgruppen, sondern die gesamte Gesellschaft gemeint

Der Umgang mit Krankheit und Tod darf nicht nur eine Frage von Anwendung, Konzept, Organisation und Finanzierung sein. Er ist und bleibt eine gesamtgesellschaftliche Aufgabe. Krebspatienten sowie ihre Angehörigen und Freunde müssen in der Mitte der Gesellschaft bleiben und es muß ihnen das Gefühl gegeben werden, nicht ausgegrenzt zu werden. Dabei ist es erforderlich, sie heranzuführen an den Umgang mit der Krankheit, mit dem Arzt, der Krankenschwester, dem Pfarrer, der Institution Krankenhaus oder auch dem Hospiz. Umgang ist immer ein individueller Prozeß. Es unterliegt allein dem Kranken, ob und wann er sich wem öffnet oder verschließt. Eine verstärkte Bedeutung werden in diesem Zusammenhang die Patienteninitiativen erhalten. Selbsthilfe leistete schon immer einen entscheidenden Beitrag zur Verbesserung der Lebensqualität von kranken Menschen. Gegenseitige Unterstützung, umfassende Information und das Wissen nicht allein zu sein, hilft den Betroffenen bei der persönlichen Bewältigung und Akzeptanz ihrer Krankheit.

Die politische Forderung nach dem mündigen Bürger, wie sie auch im Reformentwurf 2000 zur Gesundheitspolitik vorgesehen ist, erfährt in den Patienteninitiativen ihre Verwirklichung. Dies hat die AOK schon 1982 als solche erkannt und versteht die Selbsthilfebewegung als eine wesentliche Ergänzung der professionellen medizinischen Versorgung. Insoweit haben wir uns in diesem Zusammenhang auch beteiligt.

Die Förderung der Selbsthilfe durch die Krankenkassen ist im § 20, Absatz 3, Sozialgesetzbuch 5, geregelt. Danach ist eine Förderung möglich, wenn die Selbsthilfegruppen und Kontaktstellen sich die Prävention und Rehabilitation bei bestimmten Krankheiten zum Ziel gesetzt haben. Darüber hinaus können bestimmte Formen der Selbsthilfearbeit wie z. B. Patientenschulung vom Sachzusammenhang her in die Förderung mit aufgenommen werden.

Selbsthilfeorganisationen können Prozesse der Veränderung von Verhalten und Einstellungen zur Krankheit in Gang setzen. Sie können Gruppenunterstützung durch Betroffene geben und gesellschaftliche Isolation aufbrechen. Eine Förderung kann und muß aber versichertenbezogen und kassenindividuell erfolgen, da die Beiträge der jeweiligen Solidargemeinschaft eingesetzt werden. Es sollte sich hierbei um keine Einzelförderung, sondern um eine projektbezogene Steuerung handeln. Nur so kann eine Einbindung in eine optimale Versorgungskette gewährleistet werden.

Selbsthilfeförderung ist ein Teil des Weges zur Verbesserung der Versorgung, ein anderer Teil ist die Zusammenarbeit und die Abstimmung mit dem professionellen System, wie in Berlin mit dem Home-Care-Projekt oder dem Krankenheim-Projekt zur integrierten ärzlichen therapeutischen Versorgung chronisch Kranker und multimorbider Menschen in stationären Pflegeeinrichtungen.

Es gilt dabei grundsätzlich die Versorgungsbedürfnisse schwerstkranker und sterbender Menschen zu berücksichtigen. Hierbei ist nicht nur die physische Versorgung gemeint. Bei der medizinischen Versorgung krebskranker Menschen handelt es sich natürlich nicht nur um eine hochwertige Leistung aller Beteiligten. Dabei darf nicht übersehen werden, daß die Palliativversorgung zu den hochpreisigen Versorgungen zählt, sowohl im stationären wie auch im ambulanten Bereich.

Angesichts der knappen finanziellen Ressourcen und dem erklärten Ziel, eine humane Versorgung von krebskranken Patienten zu garantieren, ist aus der Sicht eines Kostentägers von besonderer Bedeutung, die aufgeführten Anforderungen und Kriterien für eine Unterstützung von Selbsthilfegruppen zu berücksichtigen.

Es sind einvernehmliche, patientenorientierte und finanzierbare Konzepte zu entwickeln, um der Geißel Krebs gerade im Hinblick auf die Prognosen zur Krankheitshäufigkeit auch im neuen Jahrtausend begegnen zu können.

Ein Umdenken in der Finanzierung ist erforderlich

Hanns Dierk Scheinert

Begrenzte Ressourcen haben vielfältige Wirkungen: Sie zwingen, über Kostenstrukturen nachzudenken, um unnötige Ausgaben zu erkennen und zu vermeiden. Das sind positive Wirkungen der begrenzten Ressourcen, das nutzt dem Krankenhaus, den Krankenkassen, und letztlich ist es volkswirtschaftlich begrüßenswert. Begrenzte Ressourcen bergen aber auch die Gefahr in sich, daß am medizinisch Erforderlichen zu sehr gespart wird, um mit dem begrenzten Budget auszukommen.

Es wird behauptet, daß die Qualität der Behandlung leiden muß, wenn nicht ständig zusätzliches Geld in das System geleitet wird. Übertragen auf das Thema Krebs bedeutet dies: Operation ja, aber bitte nichts weiter. Für Weiteres steht kein Geld zur Verfügung, schon gar nicht für so etwas wie psychosoziale Betreuung, Begleitung des krebskranken Patienten.

Was für ein Menschenbild steht hinter so einer Einstellung? Welche vordergründige Vorstellung besteht vom Menschen, daß immense Summen für die Besiegung oder das Zurückdrängen des Krebses ausgeben, immer neue Medikamente, immer neue Operationsverfahren entwickeln, aber das Objekt dieser imposanten Entwicklung nicht mit einbezogen wird in die Arbeit – es alleine gelassen wird? So, als ob die Angst dieser Menschen, die Einsamkeit nicht beachtet und nicht behandelt werden müssten.

Wo bleibt bei solchen Gedanken die abendländisch-christliche Ethik. Es scheint so, als ob manchmal die Forschung, die wissenschaftliche Erkenntnis und das handwerkliches Geschick wichtiger sind als derjenige, dem das alles zukommen soll, für den alles getan wird. Die Arbeit mit dem Patienten aber hört nicht auf, wenn der Chirurg oder der Onkologe sein Werk getan haben. Was nach der Akutbehandlung kommt, kostet auch Geld und das Geld für diese Arbeit steht zur Verfügung.

Das Gejammer, daß nicht genug Geld im Gesundheitssystem zur Verfügung steht, ist nicht mehr zu ertragen. Es ist schlicht nicht wahr, daß dieses und jenes medizinisch Erforderliche aus finanziellen Gründen unterlassen werden muß. Es ist schlicht die Unwahrheit, wenn behauptet wird, es gäbe eine Zwei-Klassen-Medizin und so etwas wie die Betreuung der Krebspatienten könnte nicht finanziert werden.

Es gibt genug Geld im System, um das zu bezahlen, was erforderlich ist – und die Begleitung, die Betreuung der Krebspatienten ist erforderlich. Die Verantwortlichen müssen nur bereit sein, neue Wege zu gehen und z. B. all die Dinge identifizieren, die viel Geld verschlingen aber medizinisch überhaupt nicht erforderlich sind.

Liebgewordene Verhaltensweisen müssen auf den Prüfstand gestellt werden, Egoismus und Trägheit müssen überwunden werden. Eigene Fehler und Fehlerquellen müssen erkannt und Fehlentwicklungen zurückgedrängt werden. Das aber erfordert Kraft und Mut, mit Gejammere ist dem Problem nicht beizukommen.

Es gibt genug Beweise, daß ausreichend Geld im System ist, um das Erforderliche zu finanzieren, und dazu gehört auch die Begleitung, die Einbeziehung unserer krebskranken Patienten.

Bis zu 50% der von Internisten, Orthopäden oder Chirurgen durchgeführten Röntgenbilder sind medizinisch nicht erforderlich, so die Deutsche Röntgengesellschaft. Jani, ehemaliger Präsident der Deutschen Gesellschaft für Orthopädie, jetziger Generalsekretär, klagt vehement, daß die dramatische Zunahme der arthroskopischen Kniegelenksoperationen medizinisch nicht zu erklären ist. Köster et al. weisen in einer aufwendigen, vom BMG geförderten Studie nach, daß 40% der alleinigen Eierstockoperationen medizinisch nicht indiziert sind. Weisner, vorvoriger Präsident der Ärztekammer Schleswig-Holstein, beklagt, daß die dramatischen Ausweitungen der Leistungen medizinisch nicht erklärbar sind. Die Ursachen für diese kostenintensiven Fehlentwicklungen sind vielfältig.

Die „numismatische“ Indikation mag eine Rolle spielen, (lat. numus bedeutet das Geldstück). Die Unfähigkeit des Krankenhauses, eine Kostenanalyse bei der Leistungserbringung zu erstellen, um daraus die betriebswirtschaftlichen Folgerungen zu ziehen, ist weitverbreitet.

Beispiel Schenkelhalsfraktur: Bei der Kalkulation der Fallpauschale Schenkelhalsfraktur wurden die Durchschnittswerte der Kosten bei 15 Kliniken ermittelt. Das kostengünstigste Krankenhaus erbrachte diese Leistung für ca. DM 8000, das kostenintensivste Krankenhaus für ca. DM 18000.

Dabei ist festzustellen, daß im Kollektiv alle Schenkelhalsfrakturen gleich krank und gleich schwierig zu behandeln sind, und da es sich um Notfälle handelt, ist eine Patientenselektion nicht möglich.

Diese Differenzen gibt bei allen Fallpauschalen. Ursache für diesen Mißstand sind zum großen Teil die Unfähigkeit der Organisation und die Egoismen und die Trägheit der Leistungserbringer.

Ein weiteres Beispiel: Ein Krankenhaus, betreibt 12 Operationssäle. Die Operationen gingen immer bis in den frühen Abend, viele Eingriffe mußten abgesetzt und verschoben werden. Die Forderung der operativ tätigen Ärzte lautete: Es werden drei weitere

Operationssäle benötigt. Die Belegung eines Operationssaales kostet für eine Stunde zwischen DM 700 und DM 1000. Dabei sind eingeschlossen alle Kosten für die operierenden Ärzte, die Pflegekräfte und sonstiges Personal sowie die gängigen Verbrauchsmaterialien.Der Träger des Krankenhauses beauftragte externe Fachleute, den OP-Betrieb zu analysieren und neu zu strukturieren. Das Ergebnis: Es konnten zwei Säle geschlossen werden. Das ergibt eine Einsparung von täglich DM 10000. Bei wöchentlich vier Operationstagen resultieren pro Woche DM 40000, im Monat DM 120000 und pro Jahr DM 1,5 Mio.

So rechnen Betriebswirte, so rechnet Herr Schrempp von Daimler-Chrysler, und so müssen auch alle im Gesundheitswesen rechnen lernen. Dies ist pas pro toto, solche und ähnliche Beispiele finden sich in vielen Krankenhäusern an vielen Stellen.

Es seien nur kurz die Fehlbelegungen und die Überkapazitäten erwähnt: Wenn diese Ressourcen mobilisiert werden, dann gibt es keine finanziellen Sorgen im Gesundheitssystem. Dann stellt sich die Frage überhaupt nicht mehr, ob die erforderliche Begleitung krebskranker Patienten bezahlt werden kann. Es muß nur der Mut aufgebracht werden, die aufgezeigten Probleme anzugehen.

Angesprochen sind zuvorderst - zumindest im Krankenhausbereich – die Krankenhausleitung, die Chef- und Oberärzte und die leitenden Pflegekräfte. Sie müssen die Defizite erkennen, sie analysieren und beseitigen, kurzum die Strukturen und Prozesse in ihrem Bereich optimieren.

Die Möglichkeiten der Kassen sind begrenzt. Neues Geld dürfen und können sie nicht bereitstellen, aber sie können auf andere Art und Weise helfen. Die Ersatzkassenverbände, die Bundesärztekammer und die Deutsche Krankenhausgesellschaft erarbeiten zur Zeit ein Krankenhausbeurteilungsverfahren, ein Zertifizierungsverfahren KTQ. Im Projekt „Kooperation für Transparenz und Qualität im Krankenhaus“ werden z. B. folgende Fragen in den Bewertungskatalog aufgenommen: Wie werden die krebskranken Patienten in die Diagnostik und Therapie ihrer Erkrankung eingebunden und wie ist die Begleitung und Betreuung krebskranker Patienten nach der Akutbehandlung gewährleistet.

Krebsmedizin 2000 aus der Sicht der Deutschen Krebsgesellschaft

Lothar Weißbach

Krebsforschung ist nicht nur Aufgabe der Mediziner sondern auch der Patienten. Der mündige Patient ist in der Krebsforschung unverzichtbar.

„Der Körper ist ein Garten und der Wille ist der Gärtner.“ Mit dieser Weisheit hat schon William Shakespeare im alten England unsere gemeinsame Verantwortung für das Gesundheitswesen beschrieben. Obwohl die Medizin schon über einige Strategien verfügt, mit denen Krankheiten verhütet werden können, ist der Mensch vor Erkrankung nicht geschützt. Die Diagnose Krebs ist schwerwiegend. Zwar konnte die Medizin in der Vergangenheit einige Erfolge in der Krebstherapie erzielen, doch noch immer haben viele onkologische Erkrankungen eine schlechte Prognose. Der Krebspatient ist auf das Gesundheitswesen angewiesen.

In einer von Janssen-Cilag in Auftrag gegebenen Studie mit dem Namen: „Der Patient steht im Mittelpunkt“ wird das deutsche Gesundheitswesen bewertet. 86% der Befragten meinten, daß sie in Deutschland eine qualitativ hochwertige medizinische Versorgung erhalten. Fachlich gut ausgebildete Ärzte, Ärzte mit Einfühlungsvermögen und eine Ausstattung mit modernen Geräten waren die drei wichtigsten Erwartungen der Bevölkerung an ein Krankenhaus. Erstaunlich ist ein Ergebnis zur Frage der Finanzierung: Die meisten der Befragten ziehen höhere Beiträge einer Ausgrenzung von Leistungen vor. Hochwertige medizinische Versorgung, fachlich exzellente Ärzte und moderne Geräte, so lauten die Ergebnisse der Studie, sind der Bevölkerung wichtig. Um das gewährleisten zu können, wird zum einen eine erstklassige Ausbildung für unser medizinisches Personal benötigt. Zum anderen ist eine qualitativ hochwertige medizinische Forschung erforderlich. Medizinische Forschung besteht aus Grundlagenforschung und klinischer Forschung.

Was ist klinische Forschung?

Klinische Erprobung beginnt, wenn sich ein Wirkstoff im Tierexperiment bewährt hat. Sie besteht bis zur Zulassung eines Medikamentes aus drei Phasen (I: Dosisfindung, II: Wirkung und Nebenwirkungen, III: Vergleich zum Therapiestandard in prospektiven, randomisierten Studien).

Zur Zeit stehen zum Beispiel die neuen therapeutischen Verfahren, die die Gentechnologie möglich gemacht hat, auf der Schwelle zur klinischen Erprobung. Diese versprechen einen ganz neuen Ansatz in der Tumortherapie – nämlich einen, der spezifisch auf den Tumor wirkt und gesundes Gewebe unberührt läßt. Weiterhin ergeben sich Möglichkeiten zur Früherkennung, Erkennung von Risikofaktoren und Verhütung (Vakzine).

Nicht nur die Laborarbeit sondern auch die klinischen Studien verursachen die immensen Kosten der modernen Arzneimittelentwicklung, die sich pro Wirkstoff auf DM 30–40 Millionen belaufen können.

Die Kosten von (klinischer) Forschung

Die forschende pharmazeutische Industrie erreicht ihre Gewinne durch die exklusive Nutzung des Medikamentes während der Patentzeit. Je länger die Patentzeit andauert (in Deutschland zur Zeit von der Anmeldung des Wirkstoffes an 20 Jahre), desto lukrativer ist es für die Hersteller. Aber gerade diese Nutzungszeit hat immer weiter abgenommen. Die Verluste für die pharmazeutische Industrie können enorm sein: Wenn die Entwicklungszeit nur um einen Tag verlängert wird, bedeutet das für die Pharmaindustrie einen Umsatzverlust von DM 300000.

Probleme der klinischen Forschung in Deutschland

Die Rekrutierung der Patienten ist bei den Arzneimittelprüfungen das größte Problem. Sie bestimmt die Studiendauer. Für onkologische Studien ist die Verlängerung der Überlebenszeit ein wichtiger Indikator für die Überlegenheit einer Therapiestrategie. Je nachdem, ob man beweisen möchte, daß eine Therapie die 5-Jahres-Überlebenszeit um ein, fünf oder fünfzig Prozent steigert, sind Tausende, Hunderte oder Dutzende von Patienten nötig.

Bei den zur Zeit entwickelten neuen onkologischen Therapiestrategien ist bislang nur eine Steigerung der 5-Jahresüberlebenszeit von weniger als 10% zu erwarten. Dazu werden Tausende von Patienten benötigt. Klinische Forschung ist in Deutschland längst nicht so etabliert wie in vergleichbaren Ländern in Europa oder in den USA. Das Ziel, jeden onkologischen Patienten in kontrollierten Studien zu behandeln, ist noch lange nicht verwirklicht. Es fehlt an einer geeigneten Infrastruktur. In Deutschland findet klinische Forschung lediglich an Universitäten statt. Dort kann jede Abteilung – wenn sie nur will – irgendeine Studie initiieren. Das führt zum einen dazu, daß die erforderlichen Patientenzahlen nicht erreicht werden und zum anderen zu Doppeluntersuchungen.

Durch die Kombination von verschiedenen therapeutischen Maßnahmen – namentlich chirurgische, strahlentherapeutische und medikamentöse Interventionen – ist interdisziplinäres Arbeiten notwendig. Dies ist leider in Deutschland – aus welchen Gründen auch immer – nur selten der Fall. Darüber hinaus scheinen einige deutsche Wissenschaftler die internationale Kooperation zu scheuen. So konnten z. B. im Vergleich zur Bevölkerungszahl anderer europäischer Länder in Deutschland nur wenige Patienten für Studien der EORTC gewonnen werden.

Ein Maßstab für die Produktivität der deutschen Wissenschaft ist der Science Citation Index. Wenn man die Anzahl der Publikationen und deren Impact verwendet und eine internationale Rangliste erstellt, dann erreicht Deutschland nur Platz 11. Die USA, gefolgt von der Schweiz und Schweden, führen die Liste an.

Onkologische Arzneimitteltherapie

Gerade auf dem onkologischen Gebiet ist klinische Forschung unabdingbar. Der Anteil der alten Menschen wird in unserer Gesellschaft immer mehr zunehmen – und damit auch die Anzahl der onkologischen Krankheiten. Nach jüngsten Prognosen werden die Krebserkrankungen in ungefähr 5 Jahren häufiger anzutreffen sein als die Herz-Kreislauferkrankungen. Derzeit belaufen sich die jährlichen Therapiekosten für Krebserkrankungen weltweit auf DM 10–12 Milliarden. Im Jahre 2005 werden sie das Doppelte betragen.

Einstellung zu klinischen Studien

In London wurden 323 Krebspatienten, die sich in ambulanter Behandlung befanden, mit einem Fragebogen (ARTQ) nach ihrer Einstellung zu randomisierten klinischen Studien befragt. Mehr als 90% der Befragten hielten eine Patiententeilnahme an klinischen Studien für richtig. Allerdings wollten nur knapp 2/3 selber an einer Studie teilnehmen. Und nur weniger als die Hälfte erklärten sich dazu bereit, an einer randomisierten Studie teilzunehmen. Die Patienten, die nicht innerhalb einer randomisierten Studie behandelt werden wollten, erhielten Informationen und wurden eingehend über das Verfahren aufgeklärt. Anschließend waren knapp 70% (68,4%) von ihnen damit einverstanden, im Rahmen eines randomisierten Studienprotokolls behandelt zu werden (die Studie wurde 1998 im European Journal of Oncology veröffentlicht).

Kliniker können daraus Folgendes lernen: Patienten erkennen die Wichtigkeit von Studien an. Einige wollen aber nicht selbst daran teilnehmen, insbesondere wenn es sich um randomisierte Studien handelt. Beratung und Information können aber zumindest einen großen Teil umstimmen.

Was können Studien bewirken?

Studien können zum einen klinische Arzneimittelprüfungen sein. Hier wird ein vielversprechender neuer Wirkstoff geprüft. Zum anderen gibt es Studien, die schon längst etablierte, zugelassene Verfahren miteinander vergleichen. Überlebenszeit, Nebenwirkungen, Lebensqualität und Kosten stehen dabei im Vordergrund.

In dem Organ der Deutschen Krebsgesellschaft „Der Onkologe", Heft 11, November 1999, weisen die Deutsche Krebsgesellschaft und die Deutsche Krebshilfe auf die Notwendigkeit von Therapieoptimierungsprüfungen (TOP) für die Versorgung krebskranker Patienten hin. Diese sogenannten TOP-Studien sind definiert als versorgungsnahe Prüfungen, die Behandlungsstandards verbessern sollen. In den TOPs werden z. B. auch Medikamente, die schon für bestimmte Krebsarten zugelassen sind, für andere Krebsarten geprüft. Neben anderen Schwerpunkten haben die TOPs besonders für die Kinderonkologie eine große Bedeutung. So konnte z. B. für die Behandlung der akuten lymphatischen Leukämie durch TOPs eine verbesserte Heilungsrate erzielt werden. Ein anderes Beispiel ist das Ewing-Sarkom. Die beiden wichtigsten Ergebnisse von klinischen Studien sind die Verlängerung der Überlebenszeit bei verbesserter Lebensqualität. Denn nur das zählt letztendlich für den Patienten.

Die Deutsche Krebsgesellschaft hat sich zum Ziel gesetzt, die Qualität von klinischen Studien in Deutschland zu verbessern, um den Patienten eine erstklassige medizinische Versorgung ermöglichen zu können. Zu diesem Zweck hat sie das sagenumwobene Studienhaus gegründet.

Das Studienhaus

In dem Studienhaus sind Repräsentanten der wissenschaftlichen Arbeitsgruppen in Form der Kommission Klinischer Studien vertreten. Dieser Kommission gehört auch ein Vertreter der Industrie an. Daneben gibt es eine Leitkommission, die sowohl aus Vertretern der DKG als auch der DKH besteht. Letztere finanziert bestimmte Studienvorhaben. Die einzelnen Ziele des Studienhauses lauten:

- Patientenrekrutierung verbessern
- Studien zeitgerecht durchführen und abschließen
- neue Fragestellungen schnell aufgreifen
- Datenqualität sichern
- Akzeptanz bei Studienteilnehmern und Patienten stärken
- klinische und ambulant tätige Ärzte einbinden
- zur Publikation von Studienergebnissen verpflichten
- an internationalen Studienprojekten teilnehmen
- Deutschland als Standort für klinische Forschung international verbessern
- Organisation und Finanzen bündeln
- Meinungsbildner–Sponsoring der AGs durch die Industrie reduzieren.

Zum Arbeitsablauf: Einzelne Arbeitsgemeinschaften der DKG greifen Fragestellungen aus der Klinik auf und initiieren Studien. Noch vor Studienbeginn sollen diese in das Studienhaus zur Begutachtung eingereicht werden. Bisher vergibt das Studienhaus ein Gütesiegel – nämlich das Gütesiegel A für das Studiendesign. Zwei weitere für die Studiendurchführung (B) und die Auswertung der Ergebnisse (C) sind noch geplant. Seit 1996 wurden 73 Studien eingereicht, 58 sind abschließend bewertet, 32 haben das Gütesiegel erhalten. Studienleitern, deren Studien das Gütesiegel aller Voraussicht nach nicht erhalten werden, soll eine umfassende Beratung einschließlich Biometrie angeboten werden.

Das Clearing-house

Studienvorhaben, bei denen es sich nicht um klinische Arzneimittelprüfungen sondern TOPs handelt, sind mit mehreren Problemen verbunden: Es gibt keine eindeutige gesetzliche Zuordnung. Somit sind sowohl Finanzierung und rechtliche Anforderungen, die Ärzte und Patienten schützen, ungeklärt.

Noch vor ca. 10 Jahren wurden die TOPs zu einem großen Teil vom BMBF gefördert (DM 75 Mio.). Diese Förderung ist ausgelaufen. Seitdem ist die DKH neben der DFG und der Industrie der wichtigste Finanzier. Da es sich bei den TOPs um versorgungsnahe Studien handelt, die nur zugelassene Verfahren miteinander vergleichen, sind auch die Krankenkassen aufgefordert, sich an den TOPs zu beteiligen. So werden z. B. in der Kinderonkologie 90% der Kinder im Rahmen von TOPs behandelt.

Das Clearing-house ist eine Kooperation zwischen den gesetzlichen Krankenkassen einschließlich ihres medizinischen Dienstes und der DKG. In einem Beirat sitzen Vertreter der DKH, anderer Institutionen und der Industrie. Das Clearing-house soll hinsichtlich der rechtlichen und finanziellen Situation Transparenz schaffen. Darüber hinaus soll es Impulse zu neuen Finanzierungs- und Förderungsmöglichkeiten geben. In dem Clearing-house kommen Vertreter der Versorgung (nämlich die gesetzlichen Kassen) und Vertreter aus der Forschung zusammen, um wissenschaftliche Erkenntnisse in den klinischen Alltag zu übertragen. Das Arbeiten im klinischen Alltag stellt nicht nur die Frage, welche Maßnahmen dem einzelnen Patienten nützen könnten, sondern auch, welche Maßnahmen der Gesellschaft zugute kommen.

Gesundheitsziele und Patienteninitiative

Die World Health Organization verabschiedete 1977 auf der 30. Weltgesundheitskonferenz das Programm „Health for all by the year 2000". Einige Länder (USA, die Niederlande, Kanada, Australien sowie die skandinavischen Länder) haben eine nationale, politische Adaptation erarbeitet. In Deutschland wurde dies versäumt.

Schon 1995 forderte der Sachverständigenrat für konzertierte Aktionen im Gesundheitswesen (SVKAiG) eine stärker ergebnisorientierte Gesundheitspolitik (Sondergutachten 1995: Gesundheitsversorgung und Krankenversicherung 2000: Mehr Ergebnisorientierung, mehr Qualität und mehr Wirtschaftlichkeit. Nomos, Baden-Baden 1995).

Das statistische Bundesamt definierte in seinem Gesundheitsbericht unter anderem folgende gesundheitspolitischen Ziele:

- unbeschränkter Zugang zu einer bedarfsgerechten Versorgung nach dem Stand des medizinischen Wissens

- Höchstmaß an Freiheit und Eigenverantwortung für alle Beteiligten.

Studienhaus und Clearing-house der Deutschen Krebsgesellschaft (DKG) sollen zum einen dazu beitragen, daß eine Versorgung nach dem Stand des medizinischen Wissens möglich wird. Zum anderen dient der umfangreiche Beratungsservice als eine Voraussetzung für Eigenverantwortlichkeit von Ärzten und Patienten.

Der Wahlspruch der DKG lautet „Durch Wissen zum Leben"

Es obliegt den Experten, das medizinische Wissen zu verbreiten. Und es ist unser aller Pflicht, dieses Wissen umzusetzen. Nur ein wissender Arzt kann ein guter Arzt sein, und nur ein wissender Patient kann Verantwortung tragen. Auch in seinem Gutachten von 1997 erhebt der Sachverständigenrat für konzertierte Aktionen im Gesundheitswesen (SVRKAiG) noch einmal die Forderung nach mehr Eigenverantwortung von Patienten und nach einer stärker ergebnisorientierten Gesundheitspolitik.

Es sei noch einmal an Shakespeares Worte erinnert: *„Der Körper ist ein Garten und der Wille ist der Gärtner.*" Eine große Verantwortung des Patienten ist auch die Verhütung von Krankheiten. Zum einen ist hier eine gesunde Lebensweise gefragt, zum anderen die Teilnahme an den Früherkennungsmaßnahmen für Krebs. Würden mehr Menschen an den Früherkennungsmaßnahmen teilnehmen und mehr Patienten sich im Rahmen von klinischen Studien behandeln lassen, dann wären wir den beiden gesundheitspolitischen Zielen, der Versorgung nach dem Stand des medizinischen Wissens und dem Höchstmaß an Eigenverantwortung, schon ein großes Stück näher gekommen.

Krebsmedizin aus der Sicht der Berliner Krebsgesellschaft

Klaus-Peter Hellriegel

Krebs – Schicksal, Herausforderung oder Chance? Unter diesem Titel veranstaltet die Berliner Krebsgesellschaft das *Forum für Alle* am 23. März 2000 im Rahmen des 24. Deutschen Krebskongresses. Das Forum für Alle ist eine Informationsveranstaltung für Berliner und Brandenburger Bürgerinnen und Bürger und bereits ein traditioneller Bestandteil des alle zwei Jahre stattfindenden Kongresses der Deutschen Krebsgesellschaft. Krebskranke werden über sich, über ihre Erfahrungen mit der Erkrankung und die Konsequenzen berichten, die sie für sich gezogen haben. Krebs – Schicksal, Herausforderung und Chance: Diese Begriffe sind auch programmatisch für die Tätigkeit der Berliner Krebsgesellschaft. Im folgenden soll dargestellt werden, wer die Berliner Krebsgesellschaft ist, was sie bewirkt, und welche Zielvorstellungen sie hat.

Die Berliner Krebsgesellschaft ist eine interdisziplinäre wissenschaftliche Fachgesellschaft, in der sich Berliner Bürger, Ärzte unterschiedlicher Fachrichtungen und Wissenschaftler in der Grundlagen- und Ursachenforschung mit dem Problem Krebs auseinandersetzen. Sie sind dem Wahlspruch der Gesellschaft *„Durch Wissen zum Leben“* verpflichtet.

Die Berliner Krebsgesellschaft ist einer der 16 Landesverbände der Deutschen Krebsgesellschaft. Die Deutsche Krebsgesellschaft ist die Dachorganisation, die Ländergesellschaften sind selbst- und eigenständig tätig. Die Berliner Krebsgesellschaft verfolgt ausschließlich und unmittelbar gemeinnützige Zwecke und ist als nicht wirtschaftlicher Verein in das Vereinsregister beim Amtsgericht Charlottenburg eingetragen. Die Berliner Krebsgesellschaft kann Spenden akquirieren und damit Projekte unterstützen, die aus öffentlichen Mitteln nicht finanziert werden können.

Die Berliner Krebsgesellschaft ist eine traditionsreiche Gesellschaft. Die Berliner Krebsgesellschaft feiert im kommenden Jahr ihr 100jähriges Bestehen. Auf Initiative Ernst von Leydens wurde im Jahre 1900 im Preußischen Kultusministerium zu Berlin das *Komitee für Krebsforschung* gegründet, in dessen Nachfolge sich sowohl die Berliner Krebsgesellschaft als auch die Deutsche Krebsgesellschaft sehen. Die Ziele des Komitees für Krebsforschung waren u. a. die Erfassung von Krebserkrankungen, die Erforschung der Krebsprävention und die Verbesserung der Früherkennung, der Diagnostik und der Behandlung von Krebserkankungen – Themen, die nach wie vor von hoher Aktualität sind.

Beratung und Aktivierung der Patienten

Die Berliner Krebsgesellschaft bietet Krebskranken und ihren Angehörigen eine individuelle psychosoziale und medizinische **Beratung** an (Tab. 1). Die Sprechstunde wird von den Berlinern in zunehmendem Umfang in Anspruch genommen, im Jahre 1998 mit mehr als 2500 Beratungen. Die meisten Fragen betreffen Diagnostik und Therapie: Wo wird welche Behandlung durchgeführt? Gibt es innovative Therapiekonzepte oder Therapiestudien? Welchen Stellenwert haben alternative Therapien? Soziale Probleme werden erörtert. Nicht selten geht es darum, eine zweite Meinung, eine „second opinion“ zu einer bestimmten Frage einzuholen, d. h. eine kritische Prüfung der andernorts erfolgten Empfehlungen.

Tab. 1: Aufgaben und Förderungsprojekte

- Beratungs- und Informationsdienst im Rahmen der Laienaufklärung
- Öffentlichkeitsarbeit
- Sport in der Krebsnachsorge
- Selbsthilfegruppen, Kunsttherapie
- Härtefonds
- Fort- und Weiterbildung, Reisestipendien
- Curt-Meyer-Gedächtnispreis
- Forschungsvorhaben

Die Aufklärungs- und Beratungstätigkeit wird durch die von der Berliner Krebsgesellschaft herausgegebenen Broschüren ergänzt, in denen über Krebserkrankungen und die Möglichkeiten der Prävention und Früherkennung informiert wird. Durch diese Information besteht die Chance, Krankheits- und speziell Krebsprävention mehr in den Vordergrund gesundheitspolitischen Handelns zu rücken und in der Bevölkerung das Gesundheitsbewußtsein gezielt zu fördern. Die Broschüren der Berliner Krebsgesellschaft sind Teil der **Öffentlichkeitsarbeit**, in der auf die Aktivitäten der Gesellschaft hingewiesen wird. Des weiteren werden Pressemitteilungen über aktuelle Themen an die regionalen und überregionalen Medien weitergegeben und Stellungnahmen im Rundfunk und im Fernsehen abgegeben. Auf zahlreichen Veranstaltungen ist die Berliner Krebsgesellschaft mit einem Informationsstand bürgernah präsent.

Die Berliner Krebsgesellschaft hat sich zum Ziel gesetzt, Patienten zu aktivieren, sie aus ihrer Passivität herauszuholen. Aktive Patienten, die an sich glauben, hoffnungsvoll sind und die ihre Erkrankung als Herausforderung begreifen, haben bessere Chancen im Kampf gegen den Krebs.

Zur Förderung der Rehabilitation von Krebskranken wurden auf Initiative der Berliner Krebsgesellschaft 1988 die ersten **Krebssportgruppen** gegründet. Inzwischen gibt es in Berlin 21 Schwimm- und Gymnastikgruppen in der Trägerschaft von Behindertensportvereinen und der Berliner Krebsgesellschaft. Die Sportgruppen werden von ausgebildeten Übungsleitern geführt und stehen unter ärztlicher Kontrolle. Vorrangiges Ziel ist, die Selbstheilungskräfte der Kranken zu unterstützen und ihren Weg zurück in den Alltag und Beruf zu erleichtern. Zu welchen Höchstleistungen Sportler in der Lage sind, selbst wenn sie eine Krebserkrankung durchgemacht haben, zeigen jüngst zwei Beispiele: Lance Armstrong und Ludmilla Engquist. Der Tour de France-Sieger 1999 und die Weltmeisterin im Hürdensprint haben sich operativen Eingriffen und einer intensiven Chemotherapie unterzogen – und gesiegt: Siege, die allen Mut machen sollten, die eine solche Behandlung benötigen.

Die Berliner Krebsgesellschaft fördert seit Jahren Selbsthilfegruppen. Diese leisten einen unverzichtbaren Beitrag in der Nachsorge und Rehabilitation von Krebskranken. Die aktive Mitarbeit in einer Selbsthilfegruppe vermittelt den Betroffenen eine bessere Akzeptanz und ein besseres Umgehen mit ihrer Situation. Die Mitglieder einer Gruppe unterstützen sich gegenseitig, holen sich aus ihrer Isolation und erreichen eine höhere Lebensqualität. So leistet die Berliner Krebsgesellschaft Hilfe zur Selbsthilfe.

Kunsttherapie ist Teil der psychosozialen Betreuung von Krebskranken und ermöglicht die schöpferische Auseinandersetzung mit der Krankheit durch kreatives Gestalten, fördert Aktivität und Initiative der Patienten und kann zu einem wichtigen therapeutischen Instrument werden. Die Berliner Krebsgesellschaft hat über Jahre die Anschubfinanzierung für eine Malgruppe in der Universitätsfrauenklinik des Virchow-Klinikums geleistet. Das kunsttherapeutische Angebot ist inzwischen erweitert worden und wird jetzt aus dem Budget des Klinikums finanziert.

Schließlich besitzt die Berliner Krebsgesellschaft einen **Härtefonds**, mit dem Berliner Krebskranken, die durch ihre Krankheit in eine finanzielle Notlage geraten sind, schnell und unbürokratisch geholfen werden kann.

Fort- und Weiterbildung

Kommunikation und Dialog, Wissens- und Erfahrungsaustausch spielen bei Krebserkrankungen eine besondere Rolle. Die Berliner Krebsgesellschaft fördert gezielt die Fort- und Weiterbildung von Ärzten, Pflegekräften und anderen in der Onkologie tätigen Berufsgruppen.

Im Rahmen der ärztlichen Fortbildung veranstaltet die Berliner Krebsgesellschaft jährlich das *Berliner Onkologische Sommerseminar (BOSS)*. Zu dem zweieinhalbtägigen Seminar, das jeweils unter einer aktuellen Thematik steht, werden Ärzte aus dem gesamten norddeutschen Raum eingeladen, um Probleme zu diskutieren und sich über den neuesten Kenntnisstand zu informieren. Für Pflegekräfte in der Onkologie wird jährlich ein eintägiges Seminar abgehalten, das sich ebenso wie das Berliner Onkologische Sommerseminar eines ausserordentlich guten Besuches erfreut.

Die Berliner Krebsgesellschaft hat Schrittmacherfunktionen bei der Durchführung interdisziplinärer **Konsensuskonferenzen** geleistet, die dazu dienen, gesichertes Wissen zusammenzutragen und **Leitlinien** auszuarbeiten. Die erste Konsensuskonferenz Anfang November 1989 in Berlin hatte die *Brusterhaltende Therapie bei Mammakarzinomen* zum Thema. Der Berliner Krebsgesellschaft ist es gelungen, Vertreter sämtlicher Fachdisziplinen aus dem deutschsprachigen Raum zusammenzuführen, um gemeinsam die Indikationen und Grenzen der brusterhaltenden Operation einschließlich der konsekutiven Strahlen- und medikamentösen Therapie zu diskutieren und das Ergebnis in den einschlägigen Publikationsorganen zu veröffentlichen. Die Konsensustagung hat dazu beigetragen, die pathophysiologischen Vorstellungen über das Mammakarzinom zu revidieren und die brusterhaltende Therapie im deutschsprachigen Raum durchzusetzen.

Dieser Initiative ist eine Reihe weiterer Konsensuskonferenzen gefolgt, die letzte Anfang September d. J. zur *Strahlentherapie nach Mastektomie*. Eine Konsensuskonferenz mit dem Thema *Screening-Untersuchungen zur Früherkennung von Brustkrebs*, eine Maßnahme, bei deren konsequenter Durchführung die Todesrate an Brustkrebs in der Bundesrepublik um etwa 30 % gesenkt werden könnte, ist in Vorbereitung.

Die Berliner Krebsgesellschaft fördert den wissenschaftlichen Austausch:

Reisestipendien werden finanziert, damit Ärzte aus dem Berliner Raum an nationalen und internationalen Fachtagungen teilnehmen können. Im kommenden Jahr sind Stipendien zur Förderung des wissenschaftlichen Nachwuchses geplant. Schließlich finanziert die Berliner Krebsgesellschaft den **Curt-Meyer-Gedächtnispreis,** benannt nach einem herausragenden Sozialmediziner, der sich in Berlin nach dem Kriege besondere Verdienste um die Krebsmedizin erwarb. Der mit DM 20000 dotierte Preis wird jährlich ausgeschrieben und dient ebenfalls der Förderung junger Wissenschaftler, die sich mit klinischen, experimentellen oder theoretischen Fragen der Onkologie befassen.

Forschungsförderung

Krebs ist nach neuester Auffassung das Ergebnis eines in Entwicklung befindlichen molekularen und zellulären Prozesses. Besonderes Augenmerk gilt deshalb der Entstehung des Krebses, der Karzinogenese. Die Ursachen- und Grundlagenforschung ist ein wichtiges Anliegen der Berliner Krebsgesellschaft. Von der Berliner Krebsgesellschaft wurden zwischen 1991 und 1998 110 Forschungsprojekte gefördert. Allein in den Jahren 1996 bis 1998 gingen mehr als 90 Anträge auf Forschungsförderung ein (Abb. 1).

Wie geht die Berliner Krebsgesellschaft vor, wenn sie einen Antrag auf Forschungsförderung erhält? Liegt der beantragte Betrag unter DM 10000,– entscheidet der Vorstand. Liegt der Betragt über DM 10000,– bittet der Vorstand zwei oder mehr auswärtige Wissenschaftler um eine Begutachtung des Antrages. Über die Förderungswürdigkeit des Antrages entscheidet der Vorstand nach dem Eintreffen der Gutachten.

Welche Projekte werden von der Berliner Krebsgesellschaft gefördert? Zum einen sind es sogenannte Einzelprojekte, zum anderen die themengebundene Forschung (Tab. 2). Anträge für Einzelprojekte stammen in der Regel aus der klinisch orientierten Grundlagenforschung. Prinzipiell ist auch eine Förderung klinischer Studien möglich. Anträge zur Förderung klinischer Studien sind bisher bei der Berliner Krebsgesellschaft nur ausnahmsweise gestellt worden und werden künftig hoffentlich – in Kooperation mit der Deutschen Krebsgesellschaft und dem Tumor Zentrum Berlin – einen höheren Stellenwert besitzen.

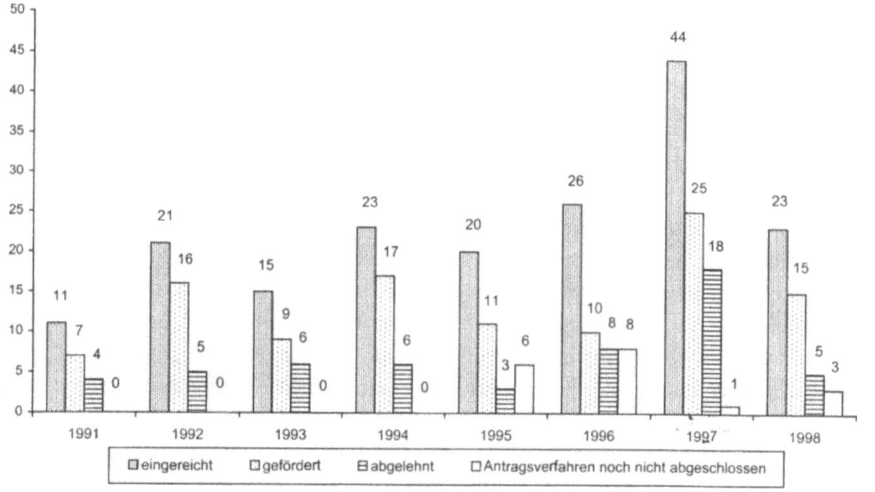

Abb. 1. Anträge auf Forschungsförderung 1991–1998

Tab. 2: Forschungsförderung

Forschungsvorhaben Einzelanträge
Grundlagenforschung
Klinisch orientierte Grundlagenforschung
Klinische Studien
Themengebundene Forschung
Interdisziplinäres Forschungsprojekt
Molekularbiologie und Klinik der Mamma- und Ovarialkarzinome

Zur themengebundenen Forschung wurde ein interdisziplinäres Forschungsprojekt Molekularbiologie und Klinik der Mamma- und Ovarialkarzinome aufgelegt. Durch die großzügige Verfügung einer Berliner Bürgerin aus dem Jahre 1996 wurde dieses Projekt ermöglicht, dessen Ergebnisse schon jetzt internationale Anerkennung hervorrufen und Hoffnung auf Fortschritte in Diagnostik und Therapie rechtfertigen.

Weshalb wurde als Thema für das interdisziplinäre Forschungsprojekt die Molekularbiologie und Klinik der Mamma- und Ovarialkarzinome gewählt? Es handelt sich um häufige Krebserkrankungen, die in vielen Institutionen behandelt werden und bei denen es auf eine gute Zusammenarbeit zwischen den in Klinik und Praxis tätigen Ärzten zwischen den einzelnen Fachdisziplinen ankommt. Es gibt in Berlin eine Reihe von Institutionen, die auf diesem Gebiet kooperieren können. Vor allem ist eine Kooperation zwischen Grundlagenforschung, experimenteller Onkologie und klinischer Forschung erstrebenswert. Durch die Bündelung der Kräfte könnten alle wesentlich mehr erreichen.

Die Berliner Krebsgesellschaft ist ein Beispiel dafür, wie eine gemeinnützige Institution wichtige, aber von der öffentlichen Hand nicht finanzierbare Aufgaben zu übernehmen imstande ist. Die von der Berliner Krebsgesellschaft initiierten Projekte verlangen einen hohen finanziellen Einsatz. Alle Projekte werden ausschließlich aus privaten Spenden finanziert. Die Berliner Krebsgesellschaft ist allen, die durch ihre finanzielle Unterstützung die Tätigkeit der Berliner Krebsgesellschaft ermöglichen, zu großem Dank verpflichtet. Sie bieten durch ihr soziales Engagement anderen eine Chance, sie leisten einen Beitrag für den wissenschaftlichen Fortschritt und investieren damit in die Zukunft.

Qualitätssicherung in der Onkologie

Volker Budach

Das Alter der Menschen in den westlichen Industrienationen nimmt aufgrund der besseren Ernährung und besseren hygienischen Verhältnisse kontinuierlich zu. Damit verbunden wird es nach den neuesten Prognosen der Weltgesundheitsorganisation (WHO) in den nächsten Jahrzehnten zu einer deutlichen Zunahme der Krebserkrankungen als einer typischen Erkrankung des höheren Lebensalters kommen. Schon Anfang des nächsten Milleniums werden die Krebserkrankungen in der westlichen Welt die Herz-Kreislauferkrankungen in der Todesursachenstatistik von Platz 1 verdrängt haben, so daß auf unsere Gesellschaft insgesamt und die Krebstherapie im Besonderen im nächsten Jahrtausend eine erhebliche Herausforderung zukommt.

Um für diese Situation möglichst gut gerüstet zu sein, hat sich vor ca. 3 Jahren das Tumorzentrum Berlin (TZB) auf Initiative der Arbeitsgemeinschaft Deutscher Tumorzentren hin konstituiert. Es repräsentiert mit seinen sieben Regionalen Tumorzentren (RTZ) ca. 14000 Neuerkrankungen/Jahr und darüber hinaus eine Vielzahl von in der Nachsorge stehenden Tumorpatienten in der Region Berlin. Es handelt sich dabei im Einzelnen aus dem städtischen Bereich um die RTZ Buch, Moabit, Neukölln und Spandau sowie aus dem universitären Bereich um die Universitätsklinika Benjamin Franklin, Charité und Virchow. Dieser Zusammenschluß war zur Koordinierung bestimmter zentraler Aufgabenstellungen und Projekte, die über den Horizont der einzelnen RTZ hinausgehen, notwendig.

Eine der zentralen Aufgaben des TZB ist die Koordinierung und Erarbeitung von Leitlinien in der Prävention, Diagnostik, Therapie und Nachsorge bei den verschiedenen Tumorarten. Die Therapiefreiheit kann im Bereich der Onkologie zu z.T. unnötig teuren oder suboptimalen diagnostischen bzw. therapeutischen Maßnahmen führen, die den neuesten Kriterien der „evidence based medicine" nicht standhalten können. Der einzelne Patient hat jedoch das Recht, überall in Berlin nach denselben Qualitätskriterien behandelt zu werden! Die nach intensiver interdisziplinärer Diskussion und unter Beteiligung aller Berliner Tumorzentren entstandenen Leitlinien stellen in diesem Zusammenhang Handlungsanweisungen dar, die medizinisch weitgehend verbindlich, aus juristischer Perspektive jedoch nicht einklagbar sind. Trotzdem sollten und können Leitlinien in einem Land wie Berlin durch die intensive interdisziplinäre Einbindung der an den Leitlinien beteiligten Kollegen einen hohen Verbindlichkeitscharakter annehmen.

Das Landeskrebsregister sammelt die epidemiologischen Daten von krebskranken Patienten im Land Berlin. Eine flächendeckende Registrierung epidemiologischer Patientendaten ist derzeit wegen der fehlenden Meldepflicht noch nicht erreicht und wird wohl auch ohne eine entsprechende Änderung der Gesetzgebung in den nächsten Jahren nicht erzielbar sein. Aus medizinischer Sicht war hier die Meldepflicht in der ehemaligen DDR wesentlich effektiver! Die Bundesregierung sollte daher die Umsetzung einer bundesweiten Meldepflicht mit Bußgeldverfahren bei Nichtbefolgung nochmals eingehend überprüfen.

Wozu dient der Aufbau eines klinischen Krebsregisters neben dem epidemiologischen Krebsregister? Diese Frage muß in engem Kontext zu den Leitlinien des TZ Berlin gesehen werden. Die Durchsetzung der Leitlinien in Berlin mit dem Ziel einer verbesserten Prozeßqualität kann nur dann überprüft werden, wenn eine Dokumentation der mit der Diagnose, Therapie und Nachsorge verbundenen Maßnahmen stattfindet. Damit definiert sich die Aufgabe eines klinischen Krebsregisters: Begleitung und Kontrolle der Umsetzung der Leitlinienempfehlungen in die klinische Praxis – ganz im Sinne einer optimalen Patientenversorgung.

Die Resultate dieser in jährlichen Abständen durchzuführenden Auswertungen sollen in anonymisierter Form, für die betroffene Institution jedoch entblendet, publiziert werden. Damit erhalten diejenigen Institutionen, die außerhalb der Variationsbreite der Resultate liegen, die Chance zur Optimierung ihrer Therapien ohne dirigistische Maßnahmen. Durch die Einführung eines klinischen Krebsregisters kann somit in der Kette qualitätssichernder Maßnahmen eine entscheidende Lücke zum Wohle der Patienten geschlossen werden.

Nach intensiver Diskussion mit den Krankenkassen scheint hier auch die Bereitschaft für die Finanzierung eines 3jährigen Modellprojekts am Beispiel des Brustkrebses, des Hoden- und Eierstockkrebses gefunden zu sein. An diesen Modelltumoren soll neben den rein medizinischen Aspekten auch unter Kosten-/Nutzen-Relationen die Wirtschaftlichkeit des Gesamtprojekts „Klinisches Krebsregister" vor einer breiten Einführung überprüft werden.

Die Öffentlichkeitsarbeit in der Darstellung der Aufgaben und Projekte des Tumorzentrum Berlin ist wichtig, um einem breiten Publikum die Funktion des TZ Berlin bekannt zu machen. Auch in der Präventionsaufklärung sollte das TZ Berlin in enger Kooperation mit der Berliner Krebsgesellschaft agieren.

Als ein gemeinnütziger Verein ist das TZ Berlin auf die großzügige Unterstützung durch die medizintechnische und pharmazeutische Industrie in der Durchführung seiner Projekte angewiesen. Das Modellprojekt „Qualitätssicherung in der Onkologie" durch den Aufbau eines klinischen Krebsregisters wird aber in erster Linie durch die Krankenkassen finanziert werden.

Die anstehenden Aktivitäten lassen sich nur durch eine konzertierte Aktion aller im Gesundheitswesen verantwortlichen Institutionen und gesellschaftspolitischen Kräften wie den Patienteninitiativen erzielen.

Die Deutsche Krebsmedizin im internationalen Vergleich

Manfred Dietel

Von Gesundheitspolitikern und Ärztefunktionären wird das Deutsche Gesundheitssystem, speziell auch die Deutsche Krebsmedizin, häufig als eines der besten oder gar als das beste der Welt bezeichnet. Ob dieses selbstgerechte Lob der Realität entspricht, insbesondere wenn die deutsche Krebsmedizin mit der des benachbarten europäischen Umlandes und der in den USA verglichen wird, bedarf der kritischen Betrachtung.

Problemfelder in Deutschland

Unzweifelhaft wurde und wird in Deutschland flächendeckend gute bis sehr gute Krebsmedizin betrieben. Dennoch werden Defizite deutlich, die möglichst früh erkannt und prophylaktisch abgebaut werden müssen. Daher fokussiere ich mich im weiteren auf die Probleme ohne dass der Eindruck entstehen soll, dass alles problematisch wäre.

- Die vom Konservatismus der 60er Jahre geprägten hierarchischen Krankenhausstrukturen, bringen junge Kollegen zu spät in die Eigenverantwortung, das Leistungsprinzip wird zu wenig betont und honoriert. Daraus resultiert, dass die ärztliche Endverantwortung bei einer Person liegt, die damit häufig zeitlich, nicht selten auch fachlich überfordert ist.
- Die Onkologie in Deutschland wird nach wie vor von lokalen Eigeninteressen und einer zu starken Abgrenzung der Fachgebiete beeinflußt. Die von Experten ausgearbeiteten Leitlinien zur Krebstherapie werden häufig nicht eingehalten, viele Ärzte empfinden es als „Bevormundung“ sich danach zu richten. Hier muß ein Umdenken einsetzen, möglicherweise sollte sogar über eine „Beweisumkehr“ nachgedacht werden, bei der der Onkologe begründen muß, warum er von einer Leitlinie abgewichen ist. Dies sollte auch zu einem besseren Bewußtsein für Ökonomie und Standardisierung in der Krebstherapie führen – hier gibt es zu Recht Kritik von den Krankenkassen, da die Transparenz der Behandlung und deren Kosten nicht gegeben ist.
- Die Zusammenarbeit von universitärer Forschung und Industrie sowie die Einbindung von theoretischen Instituten in die klinische Forschung ist aus verschiedenen Gründen nach wie vor unbefriedigend. Das Resultat ist, dass neue Innovationen, z.B. neue Medikamente, kaum noch aus Deutschland kommen.
- Verglichen mit den USA, hat ein forschender Kliniker in Deutschland weniger als die Hälfte der Zeit für die Wissenschaft, dies gilt übrigens auch im Vergleich mit den europäischen Nachbarn. Das Ergebnis zeigt sich in der allenfalls mittelmäßigen internationalen Bedeutung der klinischen Forschung in Deutschland.
- Ebenso ist die Einbindung des mündigen Patienten, der nach sorgfältiger Aufklärung sich als Teil der Forschung verstehen sollte, unbefriedigend. In den Niederlanden und Skandinavien fragen die Patienten nicht selten, warum Sie <u>nicht</u> in eine klinische Studie eingebunden werden, in Deutschland fühlen sich viele, die in eine klinische Studie aufgenommen werden, eher als Versuchskaninchen und stehen diesem Anliegen kritisch gegenüber. Hier fehlt Vertrauen und Aufklärung.
- In Deutschland gibt es zu wenig onkologisch spezialisierte Berufe, z. B. die onkologische Fachschwester, der Biomathematiker, Studienreferent etc... Diese Situation erschwert die kompetente Durchführung klinischer Studien und führt zu einer schwachen Präsenz der international forschenden Pharmaindustrie mit erheblichen negativen Auswirkungen für die wirtschaftlichen Entwicklungen.
- In Deutschland nimmt, folgt man den Umfragen unter Hannoveraner Studenten, der Trend zur sog. alternativen Medizin auch in der Onkologie zu. Als eine Ursache wurde die zu starke Beachtung

der Patientenwünsche durch den Arzt herausgestellt – anders gesagt: der Arzt traut sich nicht mehr, aus welchen Gründen auch immer, seine wissenschaftlich begründete Therapie offensiv zu vertreten. Obwohl die „Evidence-Based-Medicine" schon 1868 von Rudolph Virchow hier an der Charité gefordert wurde, verliert sie offenbar in Deutschland an Boden. Hierüber sollte eine offensive Diskussion geführt werden.

- Ein weiterer, außerordentlich wichtiger Punkt, ist die geringe Bereitschaft der Mediziner zur Qualitätskontrolle. Daß durch unangekündigte Kontrollen von sog. „Audit-Teams", z. B. der onkologisch tätigen Station, der entsprechenden Krankenakten oder der pathohistologischen Befunde, eine Qualitätssteigerung möglich ist, ist unstrittig. Die Tatsache, daß diese Kontrollen in England, den Niederlanden und den USA längst üblich sind, unterstützt diese Einschätzung.

Die europäischen Nachbarn

Die organisatorischen Strukturen der Krebsmedizin ist in den europäischen Ländern unterschiedlich geregelt. Eine detaillierte Betrachtung ist hier nicht möglich, daher wird auf eine Veröffentlichung der Deutschen Krebsgesellschaft im Forum 14 (7), 1999 verwiesen. Zu dieser Thematik sollen hier nur einige grundlegende Hinweise gegeben werden.

Die Entscheidungsebenen in den Nachbarländern sind weniger stark auf Einzelpersonen fokussiert, dabei ist nicht gemeint, daß jeder mitreden oder gar mitentscheiden soll, ganz im Gegenteil: die Verantwortung muß klar geregelt sein, sie muß aber auf mehr Schultern als in Deutschland üblich verteilt sein. Die *Comprehensive Cancer Centers,* die z. B. in den Niederlanden und in Skandinavien eingeführt worden sind, können dort verbindliche Richtlinien aufstellen nach denen, bis auf begründete Ausnahmen, die Patienten behandelt werden. Dabei entsteht eine sehr klare einheitliche Versorgungsqualität, die nicht mehr von dem Einzelarzt, seinem Individualwissen und seinen „Therapieneigungen" geprägt ist. Auch in Italien werden „Centers of Excellence" mit Konzentration auf bestimmte Tumorentitäten gebildet, die europaweit ein hohes Ansehen genießen, z. B. the *European Institute of Oncology* in Mailand.

Eine der Voraussetzungen für interdisziplinäre Krebszentren ist aber die Einführung des neuen Berufsbildes von sog. „DATA-Managern", die eine flächendeckende, vernetzte Organisation innerhalb der und zwischen den Krebszentren sicherstellen. In den Niederlanden gibt es pro 120 Patienten einen Data-Manager, eine Situation von der die Krebsmedizin in Deutschland leider weit entfernt ist.

Die Kontrollen durch fachübergreifende Audit-Teams sind in anderen europäischen Ländern selbstverständlich. So auch im englischen *National Health System,* das mittels *Central Visiting Activities* flächendeckende Kontrollen mit Besuchen vor Ort durchführt. Dabei ist die *„Cross-Check and Interoperability"* ein Instrument, welches in England relativ viel genutzt wird.

Die mangelhafte Präsenz der deutschen Onkologie in den europäischen Studien der EORTC (European Organization for Research and Treatment of Cancer) ist ein weiteres Indiz dafür, dass die modernen Organisationsstrukturen mit europäischer Vernetzung in Deutschland noch zu wenig Resonanz gefunden haben.

Aussichten

„Zwei Dinge pflegen den Fortschritt aufzuhalten – Autoritäten und Systeme" so sagte Rudolf Virchow 1847 auf der Versammlung der Naturforscher und Ärzte – ein Satz der auch heute noch uneingeschränkte Gültigkeit hat und von allen mehr als bisher gewürdigt werden sollte. So wird die zukünftige Qualität der Krebsmedizin in Deutschland unter anderem davon abhängen, wie weit die Beteiligten in der Lage sind, sich den neuen Anforderungen durch Flexibilität und Umdenken anzupassen. Was kann die deutsche Krebsmedizin für diesen Umbruch von den Nachbarn lernen? Folgende Anregungen sollen schlagwortartig den Weg zeigen:

- Aufbrechen festgefahrener Strukturen, z. B. im Spannungsfeld niedergelassener Onkologe – städti-

sches Krankenhaus – Uniklinik sowie Grundlagenforschung – klinische Forschung – Industrie etc., d. h. vertikale Transparenz ist gefordert!
- Klinische Krebszentren zur Verbesserung der interdisziplinären Kooperation, Durchsetzung von Richtlinien und Einführung der systematischen Dokumentation – bei Mißachtung sollten Konsequenzen möglich sein!
- Akzeptanz von nicht angekündigten Kontrollen und kontinuierlicher Evaluierung mit prüfbarem Leistungsnachweis
- Betonung und öffentliche Vermittlung der „evidence based medicine" und der klinischen Studien
- Effizienzsteigerung und weitere Ökonomisierung der Organisation in den Verwaltungen, der Krankenversorgung und Forschung
- Neue onkologisch orientierte Berufe
- Mehr Zeit für Forschung.

Nur wenn diese Punkte berücksichtigt werden, wird es gelingen, den Schrecken der Krebserkrankung weiter zurückzudrängen und den Weg, wie er in der EORTC-Statistik (Tab. 1) zu sehen ist, erfolgreich voran zu gehen.

Tab. 1. Veränderungen des Langzeitüberlebens bei verschiedenen Tumorentitäten

Langzeitüberleben (in Prozent)	1970	1999
• Leukämie bei Kindern	0	75
• Leukämie bei Erwachsenen	0	35
• Knochenkrebs	5	55
• Fortgeschrittener Hodenkrebs	0	90
• Brustkrebs	40	70
• Nicht-kleinzelliger Lungenkrebs	0	15

EORTC

Neues Arzt-Patienten-Verhältnis

Jalid Sehouli

Viele Patienten fühlen sich geradezu psychisch und physisch „gelähmt", wenn sie mit der Diagnose Krebs konfrontiert werden. Krebs wird wie kaum eine andere Krankheit mit einem Todesurteil gleichgesetzt [1]. Viele rationale und irrationale Fragen stellen sich immer wieder zwanghaft neu, nur die wenigsten werden ausgesprochen. Eine Krankheitsbewältigung scheint am Anfang nicht möglich zu sein, es stellen sich dem Patienten und den Angehörigen laufend neue Fragen. Der Arzt erfährt in den seltensten Fällen von diesen Fragen, viele werden aus Scheu und Angst nicht gestellt, viele wegen Zeitnot des Arztes nur unbefriedigend oder gar nicht beantwortet.

Patienten wünschen, in der Krebsbehandlung einen eigenen Beitrag zu leisten. Der Patient will Handelnder und nicht nur Behandelter sein. Die aktive Suche nach Therapien, welche die Lebensqualität verbessern, ist Hauptmotivation für die Inanspruchnahme unkonventioneller Krebstherapien [2]. Prinzipiell sollte diese Initiative des Krebskranken unterstützt werden, weil Patienten mit aktiver Krankheitsbewältigung offenbar eine bessere Prognose zu haben scheinen als diejenigen mit passiver Krankheitsbewältigung [3]. Erkennt der Arzt nicht den Wunsch des Krebspatienten nach mehr Selbständigkeit, kann es zur Aufkündigung der Arzt-Patienten-Beziehung kommen. Dem Wunsch des Patienten nach aktiver Mitgestaltung kann der Arzt durch stärkere Anwendung von supportiven Maßnahmen und physikalischen Therapien in vielen Fällen gerecht werden. Auch begleitende Gestaltungs-, Kunst- und Beschäftigungstherapien gehören zum onkologischen Konzept der schulmedizinischen Ganzheitsmedizin.

In Kooperation mit dem Onkologisches Patientenseminar Berlin-Brandenburg e. V. (OPS) hat die Frauenklinik der Charité eine „Aktivgruppe 1999" gegründet, die unter dem Titel „Positive Beeinflussung der Krebserkrankung mit körperlicher Bewegung und Musik“ steht. Sie wird von einer Krebspatientin geleitet, die selber Sport- und Kunstlehrerin ist. Nach dem Bewegungsprogramm nehmen sich die Teilnehmer viel Zeit für intensive Gespräche, ganz nach dem Motto: „Körper, Geist und Seele sind nicht zu trennen.“

Das Echo ist sehr positiv, für alle Mitglieder der Gruppe stellt diese Innovation eine große Bereicherung dar. Informationsseminare und Fortbildungsveranstaltungen für Patienten, Angehörige, Ärzte und alle an der Krebsbehandlung beteiligten Berufsgruppen können helfen, gegenseitig Ängste zu überwinden. Durch den Austausch von Erfahrungen der Patienten untereinander kommt es zu einer besseren Krankheitsbewältigung. Die zwanglose Beantwortung auch außergewöhnlicher Fragen und das Erkennen positiver Aspekte der eventuell hoffnungslos erscheinenden eigenen Situation bewirkt eine Stärkung des Selbstvertrauens und eine wichtige Steigerung der Lebensqualität.

In Zusammenarbeit mit dem OPS und der Nord-Ostdeutschen Gesellschaft für Gynäkologische Onkologie e.V. (NOGGO) diskutiert die Frauenklinik der Charité regelmäßig über Themen wie Erschöpfungssyndrom, Appetitlosigkeit, Sexualität und Krebs, Sinn und Unsinn von Alternativtherapien, Musiktherapie, Farb- und Stilberatung oder „Kann Krebs vererbt werden“ oder „Was kann man tun, um Krankheitsverläufe positiv zu beeinflussen?“ Krebspatienten und Krebsexperten fungieren dabei als Referenten, den Diskussionen wird viel Raum gegeben.

Was bedeutet Lebensqualität?

Die Definition des Begriffes Lebensqualität lehnt sich an die Definition des Begriffes „Gesundheit“ der Weltgesundheitsorganisation (WHO) aus dem Jahre 1947 an. Lebensqualität ist danach “Ein Zustand völligen Wohlbefindens im physischen, psychischen, mentalen und sozialen Bereich“, also nicht etwa nur das Fehlen von Krankheit und Schwäche [4].

Die bedeutendsten Anteile der Lebensqualität sind also das physische, mentale und soziale Wohlbefinden [5]. Die Lebensqualität wird als gut eingestuft, wenn der eigene Sollwert, die Erwartungshaltung, mit dem Ist-Wert-Zustand übereinstimmt. So läßt sich erklären, daß jemand, der wegen eines zufällig entdeckten bösartigen Tumor operiert wurde, unmittelbar postoperativ eine wesentlich schlechtere Lebensqualität beschreibt, als einige Zeit später, nach der Auseinandersetzung mit der Tumorerkrankung, wenn sich ein neuer Ist-Wert eingestellt hat und der Soll-Wert (Erwartung) neu vom Patienten definiert wurde. Wenn es darum geht, den Nutzen einer medizinischen Maßnahme aus der Sicht des Patienten zu beurteilen, kann auf die Messung der Lebensqualität nicht verzichtet werden. Die Lebensqualität hat in der klinischen Forschung noch mehr Beachtung zu finden.

Lebensqualität ist für einen Krebskranken, der sich vital bedroht und seiner Gesundheit beraubt sieht, etwas anderes als für einen Nicht-Krebskranken, der nicht für sich die Zeit findet, seine eigene Qualität zu leben und zu definieren. Um zu erfahren, was Patienten bewegt, müssen Ärzte nicht Lehrer, sondern Lernende der Patienten sein.

Dadurch wird der Arzt vom Heiler zum Helfer. Er muß dem Patienten helfen, möglichst lange ein Leben wie ein Gesunder – besser: als ein Gesunder – führen zu können. Dazu gehört auch, daß Patienten als gleichwertige Gesprächs- und Diskussionspartner akzeptiert werden.

Leben ist vor allem Kommunikation. Der Patient lebt an erster Stelle psychosozial und erst dann biologisch-aktiv, schließlich kann Leben mit Behinderung höchsten inneren Lebenswert besitzen. Stabile Sozialbeziehungen können Defizite und Einbussen der Leistungsfähigkeit vermindern oder sogar aufheben. Deshalb ist das soziale Umfeld in die Behandlungsplanung unbedingt einzubeziehen.

Lebensqualität hängt demnach von der sozialen Versorgung, auch von der finanziellen Lage, des Patienten und der Angehörigen in erheblichen Maße ab. Die äußere Sicherheit muß für den Patienten gewährleistet sein, damit er das „innere, seelische Wohlbefinden“ überhaupt entwickeln kann. Seine Abhängigkeit von Ärzten, Pflegepersonal, Angehörigen, Krankenkassen, Sozialamt und anderem ängstigt ihn schon ab dem Zeitpunkt der Diagnose. Hier haben alle am Krebspatienten beteiligten Gruppen die gemeinsame Verantwortung, die Belastung des Krebskranken durch Bürokratie nicht noch zu erhöhen.

Die Angst vor Desintegration stellt die zentrale Angst des Krebskranken dar. Eine Angst aus der Gesellschaft der Lebenden herausgerissen zu werden, aber auch die Angst aus der therapeutischen Arzt-Patienten-Beziehung herauszufallen und „austherapiert" zu sein, denn ein offenes Gespräch kann auch Therapie sein.

In der palliativen Krebstherapie, d.h. in der Situation, in der Heilung nicht möglich ist, wird Lebensqualität zum maßgeblichen Beurteilungskriterium medizinischer Maßnahmen [6].

In einer nicht-heilbaren Situation zu sein, heißt nicht, fatalistische oder resignierte Parolen auszurufen, die Behandlungsziele sollten gemeinsam nur anders definiert werden. Die Schmerzfreiheit ist beispielsweise in dieser Situation das wesentliche Behandlungsziel. Leidet der Krebspatient in der Sterbephase wegen unzureichender Therapie unter Schmerzen, hat die medizinische Betreuung versagt, jedoch ist der Tod eines unheilbaren Krebspatienten keine Niederlage.

Die Frage „*Wie lebe ich?*" kann wichtiger sein als die Frage „*Wie lange lebe ich?*", da diese in der Regel nicht beantwortbar ist. Statistiken sind nicht auf den Einzelfall anwendbar. Krebspatienten und behandelnde Ärzte sollten sich gemeinsam der Frage stellen: „Was ist mir wichtig?" Der Patientenwunsch hat gerade in der palliativen Situation besondere Berücksichtigung zu finden.

Durch die Kooperation Frauenklinik Charité – OPS – NOGGO sind neue Wege in der klinischen Krebsforschung möglich, Studienprotokolle werden mit Patienten entworfen und durchgeführt. So führt die Frauenklinik der Charité eine klinische Studie zur Wertigkeit von funktioneller Musik (u. a. Mozart-Musik) begleitend zur Chemotherapie durch, in dessen Studienleitkomission neben Experten der gynäkologischen Onkologie und Psychosomatik auch ein Krebspatient maßgeblich beteiligt ist.

Die klinische Forschung wird in Deutschland leider immer noch stiefmütterlich behandelt. Gründe sind: Ungenügende Akzeptanz in der Bevölkerung, und ungenügende Kooperation der Kliniken, Industrie und Gesellschaft [7]. Klinische Studien sind unabdingbar, um Fortschritte für die Krebsbehandlung zu erreichen, um für Patienten die besten und effektivsten Therapiestrategien entwickeln zu können. Beim Rückblick auf die Fortschritte in der Krebsmedizin sind folgende Punkte hervorzuheben:

1) Verbesserte Vorsorge, Diagnostik
2) Verbesserte Operationen
3) Verbesserte Strahlentherapie
4) Verbesserte Chemotherapie
5) Besseres Management der Nebenwirkungen/ Komplikationen
6) Neue (kombinierte) Therapiekonzepte (z. B. Gentherapie, Antikörpertherapie).

Zu 1) Es können bereits sehr kleine Tumoren entdeckt werden (z.B. nicht palpable Brusttumoren mittels Mammographie/-sonographie). Kritisch anzumerken ist aber, daß nur ca. 30% der Frauen ab dem 40. Lebensjahr die kostenlose Krebsvorsorge in Anspruch nehmen.

Zu 2) Beim Eierstockkrebs ist der postoperative Tumorrest der entscheidende Prognosefaktor, ausgedehnte Operationen sind aufgrund verbesserter Operationstechniken und Anästhesie bei geringer Komplikationsrate sicher durchführbar geworden.

Zu 3) Die Strahlendosis und Strahlenbelastung bei diagnostischen und therapeutischen Prozeduren sind deutlich reduziert worden.

Zu 4) Das Spektrum der wirksamen Chemotherapeutika ist erheblich größer geworden, deutliche Verbesserung der Heilungsrate sind erzielt worden (Beispiel: Eierstockkrebs).

Zu 5) Durch den prophylaktischen Einsatz neuer Wachstumsfaktoren kann heute die Komplikationsrate vieler Chemotherapeutika auf das Knochenmark

(Erythrozyten, Leukozyten, Thrombozyten) deutlich reduziert werden.

Zu 6) Waren in der Vergangenheit aufgrund der hohen Komplikationsrate nur der Einsatz einer Therapiemodalitat möglich, können sie heute in der modernen Krebsmedizin miteinander kombiniert werden (Beispiel Brustkrebs: Operation + Chemotherapie + Bestrahlung). Neue Therapieansätze, die den Krebs auf andere Wege bekämpfen, werden intensiv weiter entwickelt (z. B. *Gentherapie, Antikörpertherapie*).

Eine weitere intensive, interdisziplinäre Krebsforschung ist unbedingt notwendig.

Klinische Studien sind unabdingbar, um Fortschritte für die Krebsbehandlung zu erreichen, um Patienten die besten und effektivsten Therapiestrategien entwickeln zu können. In klinischen Studien sind Patienten unter „besonderer Betreuung", sie erhalten in der Regel innovative Therapiekonzepte, deren endgültige Überprüfung nur in Rahmen der wissenschaftlichen Untersuchung für die Patienten möglich ist.

Klinische Studien dürfen den Wunsch des Patienten auf ganzheitliche Betreuung nicht vernachlässigen, allerdings müssen die Patienten auch selbst aktiv diesen Fortschritt unterstützen. Sie sollten nicht nur an klinischen Studien teilnehmen, sondern auch bei der Planung beteiligt werden. In den USA spielen Patienten beispielsweise selbst bei der Zulassung von neuen Medikamenten in der Food und Drug Administration (FDA) eine sehr wichtige Rolle. Hierzulande empfinden Patienten hingegen oftmals die Aufklärung über neue Arzneimittel als zu fachorientiert und fordern verständliche Erklärungen sowie allgemeine schriftliche Informationen [8]. Krebspatienten sollten daher frühzeitig in die wissenschaftlichen Konzepte einbezogen werden, um u.a. gemeinsam patientenorientierte Ziele zu definieren, die Patienteninformationen noch verständlicher zu gestalten und allgemein die Akzeptanz von klinischen Untersuchungen zu erhöhen. So kann ferner der Wunsch des Krebspatienten nach Leistung eines Selbstbeitrages erfüllt werden

Eine intensive Kommunikation zwischen Krebspatient und Arzt, Selbsthilfeinitiativen und Tumorzentrum und gemeinsame Diskussionsforen sind wichtige Voraussetzungen, um dem Anspruch des Krebspatienten auf ganzheitliche Betreuung auf der Basis wissenschaftlicher Grundlagen gerecht zu werden. Die Anforderungen an die Krebsmedizin für das neue Jahrhundert sind:

1. Enttabuisierung der Begriffe Krebs und Sterben
2. Intensive interdisziplinäre Krebsforschung
3. Größere Beachtung der Lebensqualität
4. Stärkere Betonung des Arzt-Patienten-Verhältnisses.

Literatur

[1] Boeger, A.: Der stationäre Krebspatient im Spannungsfeld zu sich und seiner Umwelt aus psychologischer Sicht. In: Der Krebskranke und sein Umfeld. Hrsg.: Niederle, N. und Aulbert, E.,Thieme Verlag, Stuttgart 1987, S. 3–25.

[2] Berger, M.R., Schmähl, D.: Präklinische Untersuchungen zur Wirksamkeit von Mistelextrakten. In: Krebs und Alternativmedizin; Internat. Symposium St. Gallen Nov. (1985). Hrsg: Jungi, W. F. und Senn, H. J., Zuckerschwerdt Verlag, München 1986, S. 205–215.

[3] Muthny, F.A., Haag, G.: Onkologie im psychosozialen Kontext. Spektrum psycho-onkologischer Forschung, zentrale Ergebnisse und klinische Bedeutung. Asanger, Heidelberg 1993.

[4] World Health Organization. The constitution of the World Health Organisation. WHO Chronical. 1 (1947) 29.

[5] Stewart, A. L., Ware, J. E. (Hrsg.): Measuring functioning and well-beeing. The medical outcomes study approach. Duke University Press, Durham and London 1992.

[6] Bullinger, M., Poepel, E.: Lebensqualität in der Medizin: Schlagwort oder Forschungsansatz? Dtsch. Ärztebl. (1985) 679–680.

[7] Hoffmannn, E. B-311–312, Dtsch. Ärztebl. 96 (1999) B 311–312.

[8] Haasche, A.: Wünsche und Anregungen von Krebspatienten an ihre Ärzte. Geburtsh. u. Frauenheilk. 56 (1996) 39–41.

Die Bedeutung der Maltherapie

Eva Herborn

Die kunsttherapeutische Arbeit möchte den Krebskranken helfen, heilende Bereiche in sich selbst aufzuspüren. Bekannt ist die Maltherapie z. B. in Kurkliniken und in Selbsthilfegruppen. Auch im Bochumer Gesundheitstraining wird das Malen oft als eine nonverbale Ausdrucksmöglichkeit eingesetzt.

Die Frauenklinik der Charité im Campus Virchow-Klinikum bietet nicht die geschützte Atmosphäre einer Kurklinik. Man ist in einem Akutkrankenhaus, in dem täglich Frauen eingeliefert werden. Einige sind neu erkrankt, stehen noch unter dem Schock der Diagnose und warten auf einen Operationstermin. Andere hatten einen Rückfall, Hoffnungen nach durchlittenen Therapien wurden enttäuscht, häufig bekommen sie eine wöchentliche oder monatliche Chemotherapie. Und in diesem unruhigen, geschäftigen, auf Sachlichkeit bedachten Betrieb wird Kunsttherapie angeboten!

Wie das zusammengehen kann, schildert eine Betroffene, Susanne Quadt, so: „Nach meiner Operation kann ich gerade wieder laufen. Ich gehe zum Malen – das erste Mal –, das auf der Station angeboten wird. Rot und Blau geistern mir in diesem Jahr schon lange durch den Kopf. Ich bin neugierig, wie es sein wird. In dem Raum sind außer der Maltherapeutin noch zwei andere Patientinnen. Ich begrüße sie. Es wird nicht viel gesprochen. Alle sind vertieft in ihre Bilder. Es kommt auf nichts an. Ich bekomme ein Blatt. Auf einem Tisch stehen mindestens 15 Farben, die mich anleuchten. Ohne zu überlegen wähle ich verschiedene Töne der Farben blau, rot, gelb, orange und grün. Mit Pinseln und Farben setze ich mich vor mein weißes Blatt. Spiele mit den Farben, ja, ein Spiel beginnt. Ein Tupfer, viele Tupfer, immer mehr ... und in kürzester Zeit ist das Bild vollgetupft ... Ich fühle mich erschöpft, nehme das nasse Bild und gehe weg, um mich auszuruhen.

Einige Stunden später schaue ich mir das getrocknete Bild an. Ich hänge es an die Wand. Die Sonne scheint darauf und ich bin fasziniert von der Leuchtkraft und der Energie, die in diesem Bild stecken. Ein Vulkan explodiert. Feuer! Und das soll von mir sein? Ich bin erstaunt und wundere mich über den intensiven Ausdruck.

Nach dieser Erfahrung beginne ich zu malen. Nie zuvor hatte ich mich an Papier und Pinsel getraut. Das ist nichts für mich. Ich kann nicht malen, das waren meine Geschichten, die ich mir über dreißig Jahre erzählt hatte."

Die Patientin beschreibt, wie sie in dieser Grenzsituation, in der sie unsicher und verängstigt mit der Endlichkeit ihres Lebens konfrontiert wurde, etwas ganz merkwürdiges erlebt: sie malt einen Vulkan, also eine Kraft, die wie aus dem Inneren der Erde aus ihrem eigenen Innern nach außen drängt. Eine Explosion ist zwar eine Gefahr, aber sie ist eben auch eine große Kraft. Sie ist Lebendigkeit. Die Explosion weist darauf hin: das Leben ist in dir und es will nicht im Innern verschlossen bleiben. Und sie beginnt, an ihren eigenen Vorurteilen zu zweifeln, daß sie vielleicht nicht malen kann und so weiter... Sie macht es einfach. Sie wagt einen für sie außergewöhnlichen Schritt!

Und in ihrem Bild sind auf einmal alle bangen Fragen aufgehoben. Das Bild spiegelt: Du hast Power, du bist ein kreativer Mensch! Die Erfahrung und Erkenntnis, daß der Mensch ein kreatives, das heißt schöpferisches Wesen ist, ist in einer solchen Situation etwas Bewegendes und etwas ganz Kostbares.

Der Schriftsteller Ernst Jünger hat einmal gesagt, es gehe doch letztlich im Leben darum, sich selbst zu verwirklichen. Dies wird sehr deutlich, wenn man beobachtet, wie die Frauen in dieser lebensbedrohenden Situation ihre Eigenart und Individualität durch die Maltherapie entdecken. Oft entwickeln sie beim Malen einen ganz eigenen Stil.

Frau W. hat sich besonders mit der Decalcomanie, einem Abklatschverfahren, angefreundet und hat daraus eine ganz eigene Art des Ausdrucks entwickelt. In ihrer ersten Decalcomanie entdeckte sie jubelnd ein kleines Vögelchen. Ihre darauf folgenden Gebilde sind wie Gewebe, Nestsituationen, filigran und vielfarbig, die einer Schutzsuchenden vielleicht ein bißchen Geborgenheit geben können.

Oft erzählen Frauen, das Malen sei nichts für sie, denn sie könnten es ja doch nicht. Frau B. ging es auch so. Sie konnte sich schließlich darauf einlassen, Mandalas auszumalen. Und dabei entstanden so wunderbar strahlende Gebilde. Sie malte stundenlang, oft in der Nacht, wenn sie nicht schlafen konnte. Dann verlor sie auch die Angst, eigene Bilder zu entwerfen. Sie baute schließlich Dinge mit ins Bild ein, die sie umgaben: die Pflanzen, die Tatze des Katers, die er auf dem Blatt hinterlassen hatte.

Malen kann wie eine Meditation wirken, es entspannt und zentriert.

Besonders wenn auf nassem Aquarellpapier gemalt wird, kann man mit den verlaufenden Spuren auf dem Papier in einen inneren Dialog treten. Man gibt etwas Farbe und das Papier antwortet, aber selten so, wie man will. Es ist eben ein echtes Gespräch mit einem direkten Gegenüber.

Sabine hat dieses Verfahren besonders gern. Organische Formen entstehen, sie findet dazu poetische Titel: „Ich bin stolz und lebendig." Etwas in uns findet einen Ausdruck. Und das ist ein schönes, ein stärkendes Erlebnis. Bilder können Unaussprechliches, Unfaßbares ausdrücken. Beispielhaft sei die Begegnung mit einer anderen Patientin dargestellt:

Sie hatte nach einem Rezidiv eine umfangreiche Operation und kam zum Malen in den Kunsttherapie-Raum. Wir sind allein. Zuerst möchte sie mit mir sprechen. Sie habe nach der Operation, auf der Intensivstation, ein eigenartiges Erlebnis gehabt: Sie beginnt zu weinen, es sei ähnlich wie eine Vision gewesen. Sie nimmt einen Bleistift, zeichnet auf einem Schmierblatt (etwa 1 × 1 cm groß) ein Oval mit einem Kreuz. Sie benennt es nicht. Dahinter sei eine Sonne gewesen. Da habe sie zu ihrer Sonne gesprochen und sie gebeten: „Meine Sonne, verlaß mich nicht!" Und da sei es wie eine Explosion gewesen, die Sonne habe sich von dem Dunklen gelöst und sei groß geworden. Sie läßt sich ermutigen, ihr Erlebnis zu malen. Sie malt zuerst die Sonne, es muß ganz genau so sein, wie sie es erlebt hat: die warmen Töne in gelb und orange, unten ein dunkles Blau, daneben der erste Zustand. Sie gesteht, daß sie sich nicht getraut habe, darüber zu sprechen, aus Angst, nicht verstanden zu werden. Sie fühle sich nun besser.

Dieses wunderbare Erlebnis: Sie spricht zu ihrer Sonne und beeinflußt sie, sich mit Macht vom Dunklen zu lösen und wieder zu scheinen, wurde durch die Angst verdunkelt, den Verstand verloren zu haben. Vielleicht schwang auch die Angst vor Gehirnmetastasen mit.

Dadurch, daß sie sich eine Zeugin für das Geschehen wählte, bekam das Erlebnis einen Platz in ihrer Welt und das Bild konnte ohne verdunkelnde Angst gesehen werden und vielleicht so eine positive Wirkung bekommen. Dieses Bild von der Sonne läßt Assoziationen entstehen. Ähnliche Bilder sind aus dem christlichen Abendland bekannt. Die Sonne als Symbol für Christus, den Auferstandenen.

Es sind Bilder, die allgemein sind, rund um den Globus auftauchen und einzelne Menschen in bestimmten Lebenssituationen berühren und begleiten. Sie können sinnstiftend und belebend wirken. Aber offensichtlich konnte diese Patientin mit diesem Erlebnis nicht allein sein, sie brauchte einen Zeugen, um nicht an ihrem Verstand zweifeln zu müssen. Der Zweifel wirft ein Licht auf den Umgang mit solchen Erlebnissen. Menschen, die von solchen Erlebnissen sprechen, werden oft als Phantasten bezeichnet. Ihre Berichte werden als unwahr, als Einbildungen abgewertet, weil sie nicht dem rationalen Geist unserer Zeit entsprechen.

Gerade auf diesem Gebiet hat die Kunsttherapie eine große Aufgabe, gesellschaftlich ausgegrenzte Bereiche wie das Erlebnis von Transzendenz und die Auseinandersetzung mit dem Tod wieder in unser Leben zu integrieren. Für alle kann das heilsam sein, nicht nur für die Krebskranken.

Die Kunsttherapie wurde acht Jahre lang von der Berliner Krebsgesellschaft gefördert.

Warum wurde der Tod erfunden?

Bodo Hamprecht

Mancher Wissenschaftler kann genau erklären, wie der Regenbogen entsteht, wird aber unsicher bei der Frage, wie die Regenbogenfarben verteilt sind: ist der Bogen oben rot oder violett? Dem unbefangenen Beobachter der Natur fällt die Antwort nicht schwer: Der Hauptbogen hat außen das Rot und innen das Blau und Violett. Die unbefangene Sicht auf die Dinge der Welt und des Lebens hat ihren eigenen bleibenden Wert.

Für den einfachen, unbefangenen Blick stellt sich der Krebs als wucherndes Gewebe dar: Es findet also zu viel Stoffwechsel und Fortpflanzung statt, die ja gemeinhin als Markenzeichen für das Leben gelten. Dem Krebspatienten wäre geholfen, wenn er etwas mehr „Tod" in dieses Gewebe hereinbekommen könnte; Tod als das, was die vegetativen Funktionen begrenzt und so dafür sorgt, daß der Organismus eine Form annimmt und nicht wie eine Algenmasse wuchert.

Arnold Rudolf Karl Fortlage (1806–1881) waren zwar viele unserer heutigen Forschungsergebnisse noch unbekannt, aber dennoch konnte er mit bewundernswertem Verständnis auf den Menschen blicken. Er hielt Vorlesungen an der Universität in Jena, die er im Jahre 1869 veröffentlicht hat. Diesem Mann fiel auf, daß sich die Lebenskräfte des Menschen am besten regenerieren, wenn er schläft: da haben z. B. die Nerven Gelegenheit, sich um sich selbst zu kümmern und den zu ihrer eigenen Erhaltung notwendigen Stoffwechsel ungestört zu betreiben.

Sobald der Mensch aufwacht, stört er diese Selbstversorgung der Nerven und stellt sie in den Dienst seines Bewußtseins. Das ist für die Nerven ein rechter Frondienst, der sie hart um das Überleben kämpfen läßt, so daß sie der Lieblingsbeschäftigung aller Zellen, der Zellteilung und Vermehrung schon wenige Wochen nach der Geburt des Menschen ganz entsagen müssen. Fortlage schloß daraus, daß Bewußtsein vegetativen Abbau und Schlafen vegetativen Aufbau bedeute und sagte:

„Das Bewußtsein ist ein kleiner partieller Tod, der Tod ist ein großes und totales Bewußtsein, ein Erwachen des Menschen in seinen innersten Tiefen."

Natürlich gab es auch gleich jemanden, nämlich den nicht weniger berühmten Philosophen Eduard von Hartmann, der Fortlage daraufhin ankreidete, er habe mit dieser Feststellung die Grenzen seiner Wissenschaft überschritten.

Emil Du Bois-Reymond (1818–1896) hat zwar nicht über den Tod, aber über das Bewußtsein etwas gesagt, was bis heute nicht vergessen ist. Er war Professor für Physiologie an der Humboldt-Universität, überzeugter Materialist, Bewunderer Darwins, aber eben ein klarer Kopf, der genau hinschauen konnte und deshalb wußte, daß man mit den Mitteln des Materialismus niemals wird begreifen können, was Bewußtsein ist. „Ignoramus et Ignorabimus", wir wissen es nicht und wir werden es niemals wissen! Diesen Satz hat Emil Du Bois-Reymond im Jahre 1872 in Leipzig der „Versammlung deutscher Naturforscher und Ärzte" über eine Erklärung des Bewußtseins vorgetragen, obwohl ihm nach Ehrgeiz und Naturell sehr viel daran gelegen hätte, das Gegenteil zu verkünden.

Darwin hatte nämlich gerade erst einen Mechanismus entdeckt, der die Vielfalt des Lebens verständlich machen konnte; bald schon wurde dieser Mechanismus herangezogen um über die Entstehung des Lebens überhaupt zu spekulieren. Der nächste folgerichtige Schritt nach der Erklärung des Lebens wäre nun die Erklärung des Bewußtseins. Das ist seit jener Zeit eine große, aber bis heute ungelöste Herausforderung. Du Bois-Reymond stellte bedauernd fest: mit rein materiellen Mitteln geht das nicht. Wie kam er darauf?

Beim Leben kommt die materialistische Wissenschaft gut zurecht, weil alle Welt überzeugt ist, Leben liege vor, wenn man Stoffwechsel und Fortpflanzung beobachten könne. Stoffwechsel und Fortpflanzung sind aber materielle Prozesse. Wenn man weiß, welches Molekül sich wann an welchem Ort befindet, ist alles gesagt. Damit wäre das Leben materiell beschrieben. Das ist die Hauptsache! Dann muß man nur noch ein paar Mechanismen ersinnen, die die Moleküle gerade so transportieren, wie es die Lebensprozesse verlangen. Hier sind Physik und Chemie so recht in ihrem Geschäft. Prinzipielle Grenzen sind da keine zu überwinden.

Bewußtsein aber, das Feld von Freude und Leid, von Sehnen, Streben, Erkennen und Verzweifeln, das ist vor allem Innerlichkeit. Äußerliche Handlungen, bei der Moleküle bewegt werden, sind Nebensache. Ja selbst, wenn auf den Reiz eine Reaktion folgt, ist die Bewußtseinsfrage, was sich im Inneren des gereizt reagierenden Wesens abgespielt hat, nicht, was materiell passierte. Vielleicht hat sich innerlich auch gar nichts abgespielt, wie bei der Mausefalle, die sicher nichts davon weiß, wenn sie zuschnappt. Bald wird man wohl eine Maschine bauen können, die sich verhält wie ein Mensch, lacht, weint, fragt, antwortet, flucht oder tröstet; und doch wäre eine solche Mensch-Maschine nur ein raffinierter Automat, der nicht weiß, was er gespeichert hat oder sagt, der nichts will, der aber mechanisch präzise und sinnvoll agiert. Bewußtsein läßt sich, wenn es einmal da ist, durch die Lage der Moleküle im Raum wohl beeindrucken, aber ein materielles Modell von Bewußtseins, von Innenlebens, wie wir es jeder in uns selbst erfahren, kann es prinzipiell nicht geben: Ignorabimus!

Hätte Du Bois-Reymond noch etwas genauer hingeschaut, so hätte er bemerken können, daß auch der Versuch, das Leben zu erklären, in ähnliche Schwierigkeiten gerät. Denn es ist eine der großen Fragen, eine Frage, die wie keine andere kulturelle Ereignisse der Menschheit in Kunst, Wissenschaft und Religion angeregt hat, ob es denn ein Leben nach dem Tode, ein Leben vor der Geburt gibt. Ein solches Leben würde sich sicher nicht durch Stoffwechsel und Fortpflanzung äußern. Soll es nicht von vornherein durch Definition und Dekret ausgeschlossen sein, so muß der Begriff des Lebens umfassender gebildet werden.

Mit Stoffwechsel und Fortpflanzung beschreibt man nur die materielle Äußerung des Lebens, nicht aber das Leben selbst. Es ist, als würde man beim Bewußtsein wie die Vertreter der künstlichen Intelligenz nur auf die Äußerungen des Bewußtseins blicken und das innere Erleben vergessen. Beim Bewußtsein fällt es dem Menschen auf, weil er es in sich selbst erfährt. Beim Leben kann er sich leichter täuschen, weil er das Leben selbst verschläft und meist nur von seinen materiellen Äußerungen weiß. Insbesondere war man in Berlin, wo um 1870 herum die Paradigmen der neuen Wissenschaftsrichtung geschmiedet wurden, so sehr an den materiellen Dingen interessiert, daß man sich für einen von den biologischen Erscheinungen unabhängigen Grundbegriff des Lebens nicht mehr interessierte. Der naturwissenschaftliche Materialismus hatte seinen Höhenflug begonnen: man sah sich im baldigen Besitz aller Weltgeheimnisse.

Paradoxer Weise blieb aber der Respekt vor den Geheimnissen der unbelebten, rein physikalisch zu erforschenden Materie noch am längsten erhalten. Im Jahre 1859 hatten Kirchhoff (Gustav Robert, 1824–1887, Professor an der Humboldt Universität) und Bunsen (Robert Wilhelm, 1811–1899) die Spektralanalyse entdeckt und damit das Interesse an den komplizierten Leuchterscheinungen der Gase verstärkt. Eigentlich hatte man erwartet, die Materie in ihrer einfachsten Form anzutreffen, wenn sie in einzelne Atome aufgelöst als verdünntes Gas vorliegt. Und die Erfolge der Wärmelehre hatten diese Auffassung auch wunderbar bestätigt.

Aber nun brachte man diese Gase zum Leuchten und sah sich vor eine nie gesehene und nicht zu ordnende Vielfalt der Spektren gestellt. Eine erste empirisch gefundene Ordnung für das Spektrum des Wasserstoffs stammt von dem Baseler Mathematiklehrer Balmer (Johann Jakob 1825–1898), der im Jahre 1885 die nach ihm benannte Balmer-Formel fand. Heute wird das Wasserstoffatom in etwa als eine Elektronenwolke beschrieben, die von einem Atomkern gehalten, in sich selber schwingt, wie die Luft in einem Blasinstrument. Ein solcher Resonator hat eine Grundschwingung, einen Grundton und darüber eine ganze Reihe, ja im Prinzip unendlich viele Oberschwingungen.

Die Welt ist ein Orchester und unsere Materie besteht aus den Tönen, Akkorden und Melodien, die dieses Orchester spielt. In der Grundschwingung des Wasserstoffatoms nimmt die Elektronenwolke

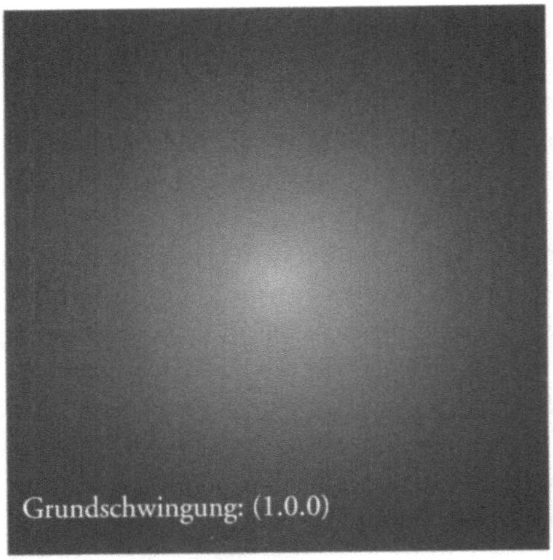

Grundschwingung: (1.0.0)

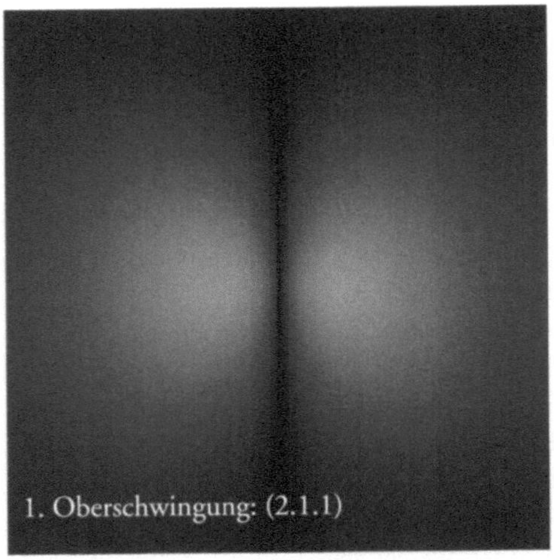

1. Oberschwingung: (2.1.1)

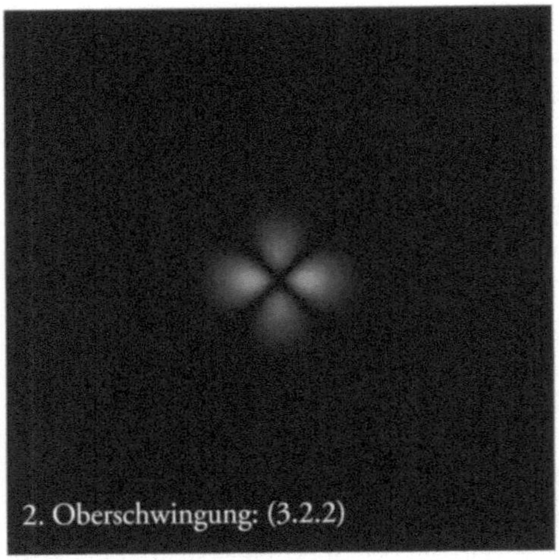

2. Oberschwingung: (3.2.2)

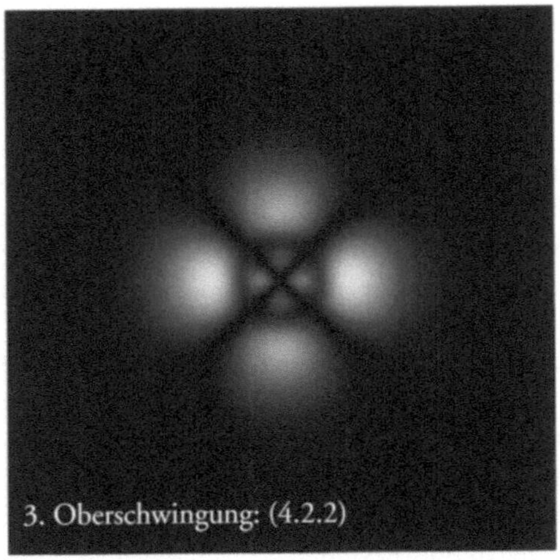

3. Oberschwingung: (4.2.2)

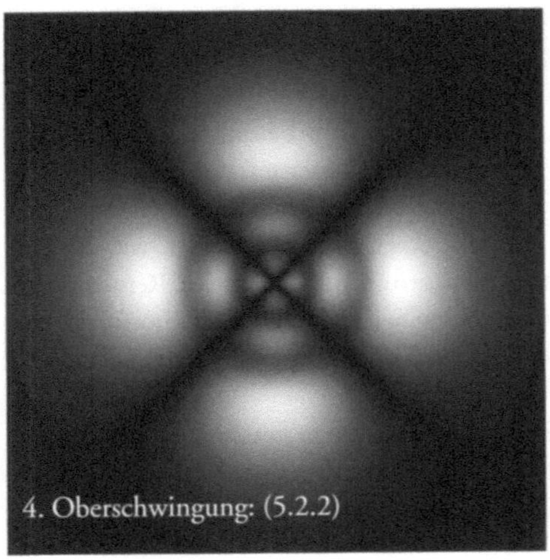

4. Oberschwingung: (5.2.2)

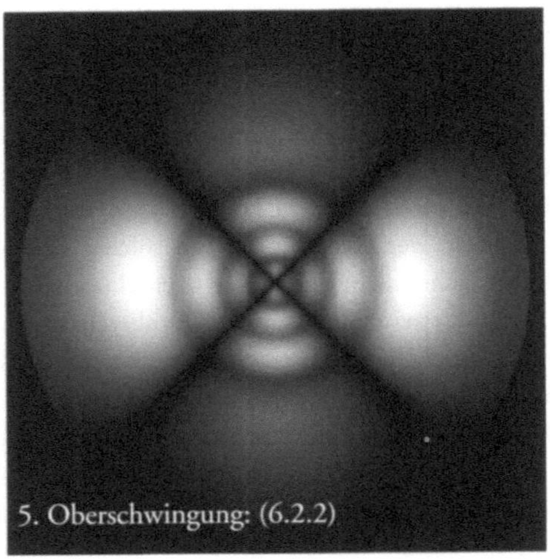

5. Oberschwingung: (6.2.2)

einfache Kugelgestalt an. In den verschiedenen Oberschwingungen erscheint die Wolke in immer differenzierterer Gestalt (Abb. S. 32). Alles dieses sind mögliche Zustände eines einzelnen Wasserstoffatoms. Jedesmal, wenn das Atom von einem solchen Resonanzzustand in einen anderen übergeht, leuchtet es in einer jeweils ganz bestimmten Farbe. Diese Leuchterscheinungen werden im Spektrometer als Spektrallinien wahrgenommen.

Die Auffassung der Atome als in Resonanz schwingende Gebilde hat sich sehr bewährt. Sie stammt aus dem Jahre 1926 und geht auf Erwin Schrödinger (1887–1961) zurück. Auch er war Professor an der Humboldt-Universität, und zwar in den Jahren von 1927 bis 1933. Aber mit diesen Elektronenwolken hat es doch noch eine besondere Bewandtnis. Sie verhalten sich ganz anders, als man es von einer normalen Wolke erwarten würde. Man kann von einer solchen Elektronenwolke auf keinerlei Weise irgendein Teil abtrennen. Wenn man z. B. Neutronen als winzige Geschosse in die Wolke schießt, wird es in der Regel keinen Treffer geben. Manchmal gibt es aber doch einen Treffer; und dann fliegt die ganze Wolke als Elektron davon. Es ist gerade so, als würde ein Elektron im leeren Raum um den Kern kreisen, und manchmal träfe man das ganze Elektron, meistens träfe man aber nichts.
Aber wenn man auf diese Vorstellung, die nach dem Muster von Sonne und Planeten gebildet ist, Berechnungen aufbaut, geht bald alles schief, während, wenn man wie Schrödinger die Atome nach dem Muster von Musikinstrumenten denkt, die Berechnung bis in alle Einzelheiten hinein vorzügliche Resultate liefert.

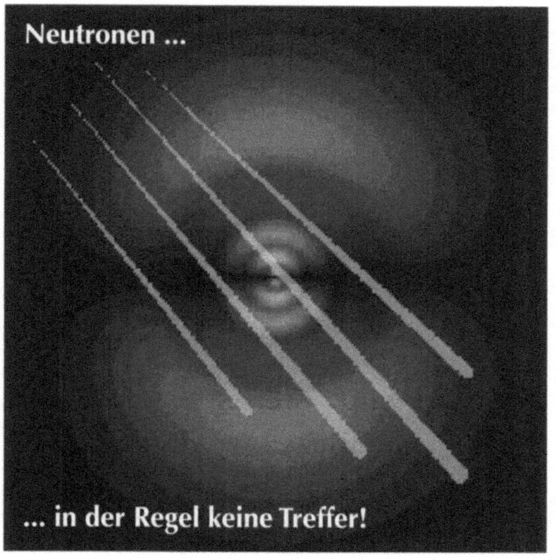

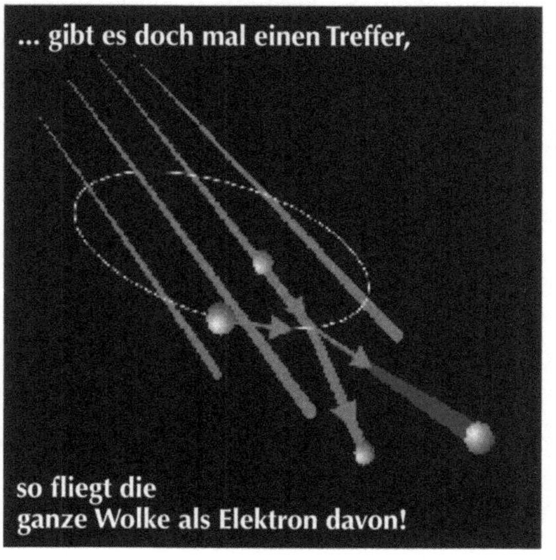

Das Atom stellt sich also für die Beobachtung und für die Berechnung jeweils anders dar. In der Beobachtung gibt es sich punktförmig; in der Rechnung will es als ausgedehnte und in sich gestaltete Wolke behandelt werden. Das ist der eigentliche Kern des berühmten „Teilchen-Welle-Dualismus“ der Quantenmechanik: Wie man das Atom denkt, „sieht“ man es nicht, und wie man es „sieht“, darf man es nicht denken. Aber dennoch hängen Gesehenes und Gedachtes eng miteinander zusammen.

Diese Dualität kann darauf aufmerksam machen, daß die gesamte Beziehung des Menschen zur Materie dual ist, d. h. zwei sehr verschiedene Seiten hat: Mit seinen Sinnen nimmt er die Oberfläche der Materie wahr, aber mit seinem ganzen Wesen steckt er in der Materie drin.

Ein jeder steckt in seinem Körper, ohne genau zu wissen wie, aber doch mit einem überwältigenden Erlebnis von Realität. Er weiss von der Oberfläche der Materie, von allem, was er an ihr erfahren und berechnen kann, aber er lebt unbewußt mit den geheimnisvollen Rätseln der Materie, indem er sich als Körper mit ihr identifiziert. Vielleicht besteht das große Erwachen im Tode, von welchem Fortlage sprach, darin, daß der Mensch gewahr wird, was ihm Körper und Materie eigentlich gewesen sind.

Wenn man, wie mancher Krebspatient, mit voller geistiger Kraft recht konkret vom bevorstehenden Lebensende wissen kann, und dieses Wissen sich nicht verdrängt, so kann sich die Frage, was man beim Sterben erlebt und wie es danach weitergeht, schon mit schneidender Schärfe melden. Allerdings führt diese Frage mitten in ein von Konfessionen besetztes Gebiet.

In neuerer Zeit hat sich ja zu den beiden hier traditionell verwurzelten Konfessionen, dem Katholizismus und dem Protestantismus, eine dritte Konfession hinzugesellt, die sogar inzwischen wohl zum häufigsten Bekenntnis geworden ist: der Atheismus. Konfession heißt auf deutsch Bekenntnis; und natürlich ist der Atheismus ein ganz gewöhnliches Bekenntnis, eine Konfession, die sich wie alle Konfessionen zu Antworten bekennt, wo es ehrlicher wäre, mit offenen Fragen zu leben.

Katholik und Protestant ersparen sich die Suche nach der Wirklichkeit, weil ihnen der Glaube an diese genügt; der Atheist, weil er ungeprüft postuliert, daß es dort nichts zu suchen gäbe.

Aber Konfession ist nicht Religion. So sehr Religion heute auch als Bekenntnis ins Zwielicht des Unwahren, ja vielleicht sogar des Fundamentalistischen gerät, als Religion des Suchens hat sie eine bedeutende Zukunft zu erwarten.

Religion wird zur Suche werden nach dem Ursprung des Menschen und nach seiner Bedeutung (oder vielleicht Nicht-Bedeutung) für den Kosmos.

Und wiederum wird bei dieser Suche das Rätsel des Todes einen besonderen Stellenwert haben. Auf dieses Rätsel wird in christlicher Tradition mit dem Kreuz, dem Kruzifix gedeutet. Das Kruzifix ist das Symbol des Todes und des Sterbens.Man findet es in Kirchen und Kapellen, mancherorts sogar am Wege, in Krankenzimmern und Klassenräumen.

Ein eigenes Symbol für die Auferstehung fehlt. Und die wäre doch der bedeutendere Teil der Angelegenheit. Vielleicht beginnt diese Auferstehung schon mit dem Erwachen für das wahre Wesen der Materie, das wir verschlafen, solange wir in ihr drinnen stekken?

Klares Bewußtsein und Überblick erfordern eben auch einen gewissen Abstand.

Religion, Medizin und Naturwissenschaft: Gibt es heute noch Gemeinsamkeiten?

Ernst Bergemann

Das Bild zeigt die Galaxie NGC 2997. Am Rande eines solchen Spiralnebels, der nicht mit menschlichen Augen, sondern nur mit den Augen der Physik zu sehen ist, befindet sich der Mensch mit Sonne und Erde. Im Weltall gibt es unendlich viele solcher Spiralnebel.

Die Größe des Kosmos verdeutlicht die Größe des Problems. Gemessen an der Unendlichkeit von Raum und Zeit ist der Mensch nichts. Und doch versucht er immer wieder, den Sinn des Ganzen zu erfassen. Auf der Suche nach Wahrheit spielte in der Vergangenheit die Religion eine wichtige Rolle. Durch die Entwicklung der Naturwissenschaft und Medizin hat sie heute gesellschaftlich an Bedeutung verloren.

Zur 9. Symphonie von Ludwig van Beethoven heißt es im Text von Friedrich von Schiller: „Diesen Kuß der ganzen Welt“, „Alle Menschen werden Brüder“ und „Brüder, über´m Sternenzelt muß ein lieber Vater wohnen“. Die Musik hört man wohl, allein den meisten Menschen fehlt heute der Glaube.

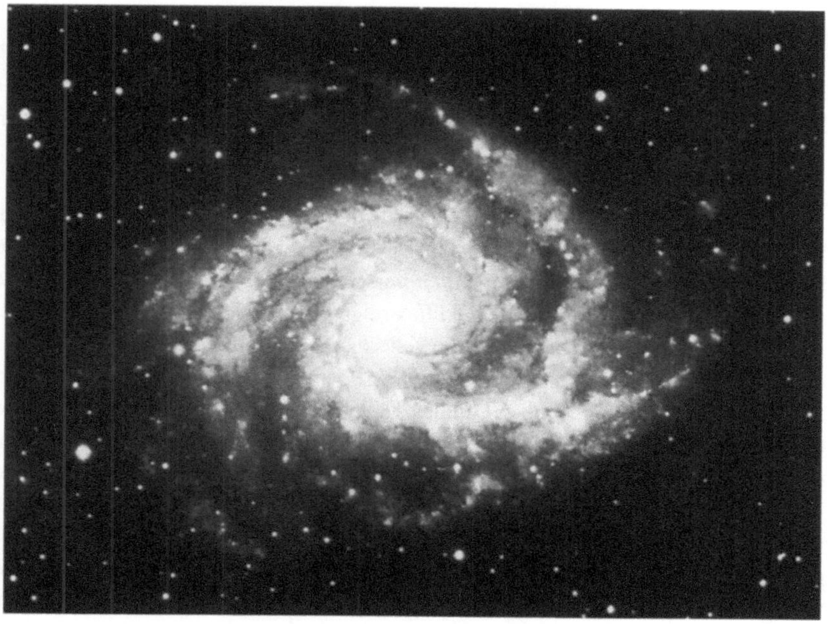

In einem onkologischen Patientenseminar sagten ungefähr 20% der Anwesenden, daß sie noch an Gott und die Kirche glauben, 30% glaubten an Gott, aber nicht mehr an die Kirche und 50% nannten sich selbst Atheisten. Merkwürdigerweise waren diese in ihrem Verhalten oft viel christlicher, als manche Christen. Es muß deshalb heute gefragt werden, ob Religion nicht noch weitaus mehr ist als das, was Menschen aus ihr gemacht haben.

Prof. Hamprecht führt mit seinem Beitrag „mitten hinein in ein von Konfessionen besetztes Gebiet". Religion sei noch etwas mehr als ein persönliches Bekenntnis. Als „Religion des Suchens" habe sie eine bedeutende Zukunft zu erwarten.

Er erwähnt das Kreuz als religiöses Symbol für den Tod. Ein Symbol für die Auferstehung würde fehlen. Ist das Kreuz naturwissenschaftlich gesehen nicht auch ein Symbol des Lebens? Rudolf Virchow entdeckte an der Berliner Charité das biologische Grundgesetz „Cellula e cellula" [1]. Alles Leben ist aus einer einzigen Zelle entstanden, so klein wie ein Punkt Sogar das ganze Weltall soll im Urknall aus einem Punkt explodiert sein. Den Punkt kann man geometrisch nur durch den Schnittpunkt zweier Linien symbolisieren, das Kreuz. So gesehen ist das Kreuz auch ein Symbol für die Entstehung des Menschen und die Entstehung des Kosmos. Es ist ein religiöses, medizinisches und naturwissenschaft-liches Symbol.

Krebspatienten brauchen solche Symbole der Integration, weil sie ohne Medizin, Naturwissenschaft und Religion nicht leben können. Krebs wird im nächsten Jahrhundert die häufigste Todesursache sein. Nach neuen Zahlen des Robert-Koch-Institutes können 51% der Frauen und 63% der Männer bei Erstdiagnose nicht mehr geheilt werden [2].

Ursprünglich hatte das Wort „Religion" einen wunderbaren Sinn. Es wurde gebildet aus dem lateinischen Wort „re-ligere". Ins Deutsche übersetzt heißt re = rückblickend und ligere = verbinden. „Religion" wäre danach die Fähigkeit, „rückblickend" alles, was wir erlebt, gefühlt und gedacht haben, miteinander zu einem sinnvollen Ganzen zu verbinden. Nach dieser Definition hat Religion sehr viel mit Medizin und Naturwissenschaft zu tun. In diesem Kontext werden Begriffe wie „Ganzheitsmedizin", „ganzheitliche Behandlung" oder „ganzheitliches Denken" verwendet. Leider ist es bis heute nicht gelungen, Religion, Medizin und Naturwissenschaft in ein einheitliches Weltbild zu integrieren. Doch es gab in der Geschichte der Medizin und Naturwissenschaft immer wieder große Persönlichkeiten, die ganzheitlich dachten.

Schon Rudolf Virchow (1821–1902) wollte, daß die Medizin eine Einheitswissenschaft sein sollte, „die Summe alles Wissens vom Menschen", die „summa medicinae": „Die medizinische Praxis soll die eigentliche Trägerin der praktischen Humanität vorstellen, sei es, daß sie dem einzelnen Kranken Hilfe bringt, sei es, daß sie die sozialen Schäden ganzer Volksklassen oder ganzer Völkerstämme in Angriff nimmt". Sein Schüler, der Heidelberger Kliniker Ludolf v. Krehl, sah die Weiterentwicklung der Medizin „in dem Eintritt der Persönlichkeit als Forschungs- und Wertungsobjekt der Medizin. Das bedeutet die Wiedereinsetzung der Geisteswissenschaften und der Beziehungen des ganzen Lebens als andere und mit der Naturwissenschaft gleichberechtigte Grundlage der Medizin". [3]

Nach Alexander von Humboldt (1769-1859) gibt es eine Welt außerhalb von uns, die wir mit der Methodik der Naturwissenschaften erforschen und eine Welt in uns, die wir mit den „Kräften des Gemüts" erforschen müssen: „Die Welt als ein Kosmos ist gleichermaßen gewebt vom wissenschaftlichen Verstand wie von den Kräften des Gemüts. Nur wenn beide miteinander und nicht gegeneinander wirken, kommt die Synthese der physischen und der moralischen Natur zustande." [4]

Bundestagspräsident Wolfgang Thierse erinnert daran, daß Alexander von Humboldt keine Trennung der natur- und geisteswissenschaftlichen Fakultäten an der Universität wollte.

Max Planck (1858–1947) war an der Humboldt-Universität, der damaligen Universität Berlin, von 1889 bis 1928 Professor für Physik. Von 1913 bis 1914 war er deren Rektor. 1930 wurde er Präsident der Kaiser-Wilhelm-Gesellschaft, die ihm zu Ehren 1946, ein Jahr vor seinem Tod, in „Max-Planck-Gesellschaft" umbenannt wurde. Im Mai 1937 sagte er im Baltikum: „Zwischen Religion und Naturwissenschaft finden wir nirgends einen Widerspruch, wohl aber in den entscheidenden Punkten volle Übereinstimmung."

Zwei Jahre vorher, im März 1935, hatte er in Berlin in einem Vortrag über „Die Physik im Kampf um die Weltanschauung" gesagt: „Gerade die neuere Physik hat uns gelehrt, daß man dem Wesen eines Gebildes nicht auf die Spur kommt, wenn man es immer weiter in seine Bestandteile zerlegt und dann jeden Bestandteil einzeln studiert, da bei einem solchen Verfahren oft wesentliche Eigenschaften des Gebildes verlorengehen. Man muß vielmehr auch stets das Ganze betrachten und auf den Zusammenhang der einzelnen Teile achten.

Nicht anders verhält es sich mit dem Inhalt geistigen Lebens. Wissenschaft, Religion und Kunst lassen sich niemals vollständig voneinander trennen. Stets ist das Ganze noch etwas anderes als die Summe der einzelnen Teile." [5]

Albert Einstein (1879–1955), der wie Planck als Physiker und Nobelpreisträger an der heutigen Humboldt-Universität lehrte, dachte ähnlich. „Kunst, Wissenschaft und Religion" wären „Zweige desselben Baumes". Wenige Jahre vor seinem Tod sagte er: „Das Wissen darum, daß das Unerforschliche wirklich existiert und daß es sich als höchste Wahrheit und strahlendste Schönheit offenbart, von der wir nur eine dumpfe Ahnung haben können, dieses Wissen und diese Ahnung sind Kern aller wahren Religiosität." [6].

Johannes Kepler (1571–1630) ahnte schon am Ende des 16. Jahrhunderts als einer der ersten die Größe des Kosmos. Als Astronom, Mathematiker und Physiker konnte er mit den drei „Keplerschen Gesetzen" beweisen, daß die Planeten sich in Ellipsen um die Sonne bewegen. 1596 schrieb er in seinem Erstlingswerk „Prodromus": „Großer Meister der Welt, ich schaue bewundernd die Werke Deiner Hände. In der Mitte die Sonne, Spenderin des Lichtes und des Lebens, die nach heiligem Gesetz die Planeten regiert und lenkt in ihrem verschiedenen Lauf.

Vater der Welt, was bewog Dich, ein kleines schwaches Erdengeschöpf so zu erheben, daß es im Glanze dasteht, ein weithin herrschender König, fast ein Gott, denn es denkt Deine Gedanken Dir nach." [7]

Carl Friedrich Gauß (1777–1855), Mathematiker, Physiker und Astronom, schrieb am Ende des 18. Jahrhunderts, am 16. Dezember 1799, an seinen

Freund, den Mathematiker Wolfgang Bolyai: „Bei solchen feierlichen Angelegenheiten gerät mein Geist in eine höhere Stimmung. Die Scheidewände des Raumes verschwinden, unsere kothige kleinliche Welt verschwindet mit allem, was uns hier so groß dünkt, was uns so unglücklich und so glücklich macht.

Als unsterblicher reiner Geist stehe ich vereinigt mit allen den Guten und Edlen, die unseren Planeten zierten, und deren Körper Raum und Zeit von dem meinigen trennten, und genieße das höhere Leben, die besseren Freuden, die ein undurchdringlicher Schleier bis zu dem entscheidenden Augenblicke unserem Auge verbirgt."

49 Jahre später spricht er noch einmal in einem Brief an Bolyai von dem Tod als von einer „Metamorphose", einer Verwandlung. Seine Weltanschauung war lebenslang sehr stabil [8].

Da man sich zur Zeit meistens nur für die Wissenschaft interessiert, nicht aber für die Menschen, die dieses Wissen geschaffen haben, sind die zitierten Texte weitgehend unbekannt. Sie wurden der Gedankenlosigkeit unserer Zeit entrissen, weil sie beweisen, daß die größten Mediziner und Naturwissenschaftler religiös waren in der ursprünglichen Bedeutung des Wortes. Religion wird nicht durch die Wissenschaft widerlegt, sonst hätten sie nicht religiös sein können.

Die Wissenschaft wendet sich nur gegen eine Religion, die Glaubenswahrheiten dogmatisiert und Naturwissenschaft als Angriff, nicht als Bereicherung empfindet. Die Religion der Zukunft wird eine Religion ohne Dogmen und Axiome sein. Jedes Dogma ist nur der hilflose Versuch ist, Wahrheit zu konservieren. Auch Wissenschaft dogmatisiert nicht Wissen, sie schafft Wissen. Was wir wissen, ist wenig, was wir nicht wissen, ist unendlich (René Descartes, 1596–1650). Eins aber ist gewiß: Energie kann in der Natur nicht zerstört werden, sie wird immer nur transformiert. Nach dem Urknall bildet sich aus Energie Masse, aus Masse entstehen Pflanzen und Tiere, aus dem Tierreich entwickelt sich der Mensch mit seiner Persönlichkeit, seiner Psyche, seiner Intelligenz und seinem Bewußtsein.

Wenn Gott der „Weg" ist, dann muß er auch etwas mit physikalischer, biologischer und kultureller „Evolution" zu tun haben. Wenn er „Wahrheit" ist, dann müssen die Wahrheiten aus Physik und Chemie, Botanik und Zoologie, ihn beweisen, nicht widerlegen. Wenn er „Leben" ist, dann schaffen Biologie, Medizin, Psychologie und Philosophie auch Wissen vom Leben, woraus sich die „Ehrfurcht vor dem Leben" (Albert Schweitzer) ergibt. Und wenn wir versuchen, rückblickend den Reichtum unserer Kultur wieder im Sinne Alexander von Humboldts zu einem sinnvollen Ganzen zu verbinden, dann sind wir religiös in des Wortes schönster Bedeutung. Dieser Religion des Suchens wird die Zukunft gehören.

Zusammenfassung

Wie Gauß haben wir uns an der Wende zu einem neuen Jahrhundert, ja sogar an der Wende zu einem neuen Jahrtausend, in der Berliner Charité „in eine höhere Stimmung" versetzt. Wir überwanden die Grenzen von „Raum und Zeit" und zitierten einige „Gute und Edle", die vor uns „unseren Planeten zierten": Ludwig van Beethoven, Friedrich von Schiller, Rudolf Virchow, Ludolf von Krehl, Alexander von Humboldt, Max Planck, Albert Einstein, Johannes Kepler und Carl Friedrich Gauß.

Klaus Höffgen forderte zur Eröffnung der Tagung der Deutschen Gesellschaft für Hämatologie und Onkologie (DGHO) in Jena: „Seit Eva den Apfel vom Baum der Erkenntnis pflückte, seit dem Wissen um den eigenen Tod", „denken wir Menschen darüber nach. Wir dürfen nie aufhören, immer wieder neu das Thema zu durchdenken." [9]

Alles in der Natur hat einen Sinn, auch wenn der Mensch ihn noch nicht erkennen kann.

Die Weltformel ist noch lange nicht gefunden. Wir sollten aber niemals aufhören, danach zu suchen: „Suchet, so werdet ihr finden", auf das Suchen kommt es an. Dadurch wachsen wir. Die Kraft zum Wachstum finden wir nur in uns selbst.

Die Kraft, die einen Körper bewegt, ist physikalisch gesehen nicht dasselbe wie der Körper. Ebensowenig ist die Energie, die unseren Körper belebt, also die Persönlichkeit, dasselbe wie unser Körper. Wie jede andere Energie in der Natur kann sie nicht zerstört, sondern nur verwandelt werden. Das ist nicht nur die Hoffnung der Krebspatienten, es ist auch die Hoffnung von Hans Küng auf der „Spurensuche" nach einem gemeinsamen Nenner aller Weltreligionen [10].

Gemeinsam müssen Patienten und Ärzte die Angst vor dem Tod überwinden. Dann wird das Leben nicht nur menschlicher, es wird auch angstfreier, schöner und reicher. Tragen wir doch dann ganz tief in uns selbst etwas von einer „kosmischen Religion", an die der Theologe und Psychologe Eugen Drewermann in seinem Vortrag „Krankheit und Kränkung" für Krebspatienten in Berlin erinnerte [11].

Und wenn der Mensch in ein schwarzes Loch seiner Seele fällt, wollen wir uns trösten mit dem Satz Albert Einsteins: „Das Unerforschliche existiert wirklich und offenbart sich als höchste Wahrheit und strahlendste Schönheit, von der wir nur eine dumpfe Ahnung haben können. Dieses Wissen und diese Ahnung sind Kern aller wahren Religiosität."

Literatur

[1] Schipperges, H.: Rudolf Virchow. Rowohlt 1994, S. 58, 46.
[2] Berliner Ärzte, Zeitschrift der Ärztekammer Berlin, August 1999, S. 10.
[3] Stein, R.: Im Mittelpunkt steht der Kranke, nicht die Krankheit, Berliner Tagesspiegel vom 6. April 1999, S. 30.
[4] Meyer-Abich, A.: Alexander von Humboldt, Rowohlt 1992, S. 152–155.
[5] Planck, M.: Vorträge u. Erinnerungen, Hirzel Verlag Stuttgart 1949.
[6] Barnett, L.. Einstein und das Universum, Fischer Verlag 1952, S. 133.
[7] Muschalek, H.: Gottesbekenntnisse moderner Naturforscher, Morus Verlag Berlin 1960, S. 18.
[8] Schmidt, F.: Briefwechsel zwischen Gauss-Bolyai, Teubner, Leipzig 1899, S. 37, 132.
[9] Höffgen, K.: Festvortrag, Tagung der DGHO, Jena, Oktober 1999.
[10] Küng, H.: Spurensuche, Die Weltreligionen auf dem Weg, Piper Verlag 1999.
[11] Drewermann, E.: Krankheit und Kränkung, Onkologisches Patientenseminar, 1997, S. 66.
[12] Tagungsbericht, Deutsches Ärzteblatt 96 (1999) 22.

Der Tod: Lehrmeister und Philosoph

Renate Sommer

Carl Friedrich von Weizsäcker, einer der großen Physiker, äußerte sich 1948 in einer Vorlesung zur Geschichte der Natur wie folgt: „Der Mensch sucht in die sachliche Wahrheit der Natur einzudringen, aber in ihrem letzten, unfaßbaren Hintergrund sieht er wie in einem Spiegel unvermutet – sich selbst." Genau das ist es, was für uns so schwer ist: Im Spiegel der Wahrheit sehen wir uns so, wie wir wirklich sind, nicht so, wie wir sein wollten oder hätten sein können.

Die einzige Kraft, die uns hilft, diesen Blick zu ertragen, ist die Liebe. Und die Liebe ist stärker als der Tod. So gesehen ist für uns alle der Tod „Lehrmeister und Philosoph."

Die Wahrheit heißt für mich immer Leben und Tod, niemals Leben oder Tod. Ich will auf meine Ausführungen weder den Schleier der Trauer legen, noch möchte ich die Krone des Ungewöhnlichen, gar des Geheimnisvollen tragen, möchte gerne den Lebenden helfen, habe das getan, was ich vor mir selber verantworten kann. Einen Rat zu erteilen, ein Rezept zu offerieren, weise ich weit von mir. Mit dem Thema Krankheit und Tod muß jeder umgehen, wie er es für richtig hält. Ich kann nur von meinen eigenen Erlebnissen und Erfahrungen berichten, der ich selbst an Krebs erkrankte.

Qualvoll war die Auseinandersetzung mit physischen und vor allem psychischen Störungen, in Panik zu verfallen, Ängste zu ertragen, schließlich und letztendlich den Tod als Bruder zu bezeichnen, die Erkenntnis zu erreichen: Wer die Angst vor dem Tod minimiert oder gar überwindet, hat mehr vom Leben. Ich brauchte allerdings Jahre dazu, bevor ich notierte:

In der letzten Zeit erschien mir das Sterben als Würde am Ende meines Lebens. Das Wissen um das Sterben nimmt mir jeden Zwang und jede Abhängigkeit und den Schleier des Unbehagens um den Tod. Vielleicht sollte man versuchen, dem Tod das Geheimnis zu nehmen und in aller Offenheit über ihn zu reden. Der Tod ist für mich integraler Bestandteil des Lebens und somit ein Problem der Lebenden. Seitdem ich das erkannt habe, lebe ich mit weniger Angst, mit mehr Gelassenheit und Ruhe, was auch einen veränderten Umgang mit meiner Krankheit zur Folge hat.

Doch damit war die Frage nicht beantwortet, wie werde ich mich verhalten, wenn jemand meine Begleitung sucht im Vorfeld des Sterbens oder gar am Ziel? Werde ich die Kraft dazu haben oder werde ich hilflos sein?

Nur die Beschäftigung mit der eigenen Angst, der Panik, der Einstellung zum eigenen Tod konnte mich in die Lage versetzen, Schwerkranke und Sterbende zu begleiten. Zuallererst müssen sie Liebe spüren. Diese Liebe muß so bedingungslos wie möglich sein, ich stellte fest, dazu braucht es keinerlei Expertenwissen.

Krebspatienten des Onkologischen Patientenseminars Berlin-Brandenburg und vor allem der Selbsthilfegruppe „Schwertlilie" teilten über Jahre Freud und Leid, verbrachten miteinander viele frohe Stunden, aber auch Stunden der Besinnung und der Trauer. Es entwickelten sich tiefe menschliche Beziehungen und wahre Freundschaften, geprägt durch das Bewußtsein, irgendwann werden wir uns trennen müssen. Und so kam es, für mich schlug eines Tages die Stunde der Wahrheit. Ich verlor innerhalb eines Jahres drei meiner besten Freundinnen.

Erika

Am 1. Juni 1998 nahmen wir, die Kinder und die Familie, die Freunde und Bekannten, aber auch der Arzt und das Pflegepersonal Abschied von Erika. Wir erinnerten uns an freundliche Tage, leidvolle Stunden, glückliche Momente, die Tiefe unseres Seins. Wie stark war ihre Persönlichkeit, uns in den Tagen ihrer eigenen Not, des langen, geduldigen Wartens auf den Tod, des intensiven Abschiedsnehmens umfangreiche Aufzeichnungen zu hinterlassen, die voller Liebe, Hoffnung und Kraft waren:

„Ich bin wirklich glücklich, daß ich so sterben kann. Ich hatte davor solche Angst, jetzt ist alles schön. Dankeschön für alles, habe mich immer sicher und geborgen gefühlt. Grüße an alle, die ich kenne. Ich war gerade die letzten Jahre sehr glücklich. Ich werde in Euch weiterleben. So habe ich es mir gewünscht, auch Sterben ist Leben und kann so voller Liebe sein. Ich verstehe es jetzt noch mehr als vorher, was ich nicht geglaubt habe, ist eingetreten. Ich sterbe und bin glücklich."

„Ich träume sehr viel. Ich dachte schon, ich habe es geschafft. Werde leider immer wieder wach. Ich habe einen herrlichen Kristall gesehen und viel Licht und Wärme."

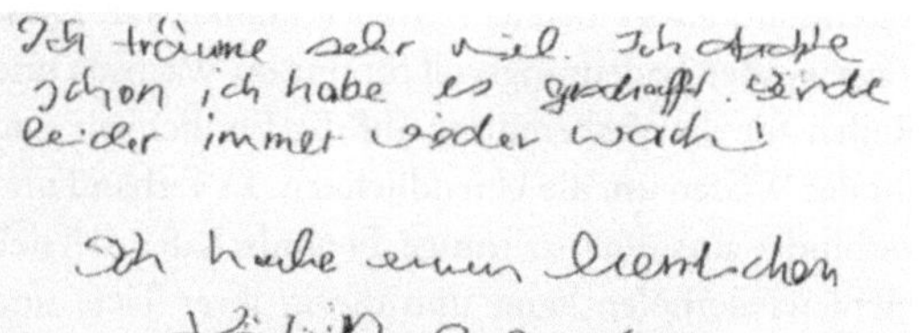

Später erklärte sie uns, es sei kein gewöhnlicher Traum gewesen: „Der Kristall wurde größer und größer wie ein Berg in leuchtendem Blau. Er fing an, von innen zu leuchten und ich glaubte, Wärme zu spüren. Ich hoffte, er könnte sich öffnen und ich in ihn hineingehen. Er blieb verschlossen, ich kam zurück. Ich bin da, ein Mensch in der Zeit zwischen Leben und Tod. Der Körper ist nur noch meine Hülle, die mir möglich macht, zu sein. Ich blicke nicht in ein Antlitz des Schreckens, sondern der Schönheit. Ich habe den Frieden erreicht, die Liebe in reinster Form erfahren, das Erlebnis der wahren großen Liebe. Diese, meine jetzige Lebensspur hinterlasse ich allen, die ich kenne und die mich in den letzten Wochen in Liebe getragen haben. Sie werden mich auf dieser Spur begleiten und mir folgen."

Das schrieb sie Anfang Februar 1998. Erst sechzehn Wochen später öffnete sich der Kristall. Ihr Traum war ein Nah-Tod-Erlebnis mit einem für sie sehr realistischen Hintergrund. An einigen Stellen ihrer Aufzeichungen und auch in den Gesprächen taucht immer wieder der Lichtvogel auf, hervorgerufen durch ein Bild, das ihre Freundin Jill malte und ihr schenkte. Dieses Bild begleitete sie bis in den Tod. Sie schreibt:

„Das Bild ist mein Lichtvogel, mit dem ich wegfliegen werde. Im Traum fliege ich bereits hinterher und bin glücklich. Keiner weiß, wann er kommt. Ich hoffe, daß ich bald abfliegen kann. Ich fühle mich wie auf dem Flug nach Lanzarote, wie abgehoben. Es ist nur schön, ich genieße. Alles ist klein, was unten geschieht."

Aus meiner Abschiedsrede: „Nun hat er sie davongetragen in die unendliche Weite und doch glaube ich, sie neben mir zu haben, wie auf diesem Foto. Es stammt von unserem letzten gemeinsamen Ostseeaufenthalt, als sie bereits schwer erkrankt war. Diese Tage wurden bedeutungsvoll für uns im Wachsen und Reifen für die Vorbereitung auf die Endlichkeit und für das Wissen um die Unendlichkeit. Es verband und verbindet uns eine so innige Freundschaft, die sich nicht wiederholen kann und die in ihrer Tiefe und vor allem im Grad des Vertrauens nicht zu beschreiben ist.

Das Meer liebte sie über alles, der stärkste Ausdruck in ihrer Liebe zur Natur. Heute weiß ich, wir nahmen auf dieser Reise Abschied vom Meer mit dem gleichnamigen Gedicht von Názim Hikmet: Wir rüsten zum Aufbruch, leb wohl Bruder Meer! Wir nahmen etwas von deinem Sand, etwas von deinem blauen Salz, etwas von deiner Unendlichkeit, etwas von Deinem Licht. Und auch ein bißchen von deinem Leid. Du hast uns manches erzählt vom Schicksal und auch von deinem Geschick. Wir haben ein bißchen mehr Hoffnung, wir sind etwas reifer geworden. Wir rüsten zum Aufbruch, leb wohl, Bruder Meer!

Und damals begannen unsere intensiven Gespräche über Leben, Sterben und Tod. In ihnen lag nie Traurigkeit, aber wir spürten die Sehnsucht nach Liebe, Wärme, Geborgenheit und vor allem nach Frieden. Die Sehnsucht nach Frieden fanden wir in einem der vier letzten Lieder von Richard Strauß, in dem Lied „Im Abendrot" nach dem Text von Joseph von Eichendorff, das sie immer und immer wieder hören wollte, letztlich wurde der Text zum Ausgangspunkt unserer Gespräche:

‚Wir sind durch Not und Freude gegangen Hand in Hand; vom Wandern ruhen wir nun überm stillen Land. Rings sich die Täler neigen, es dunkelt schon die Luft, zwei Lerchen nur noch steigen nachtträumend in den Duft. Tritt her und laß sie schwirren, bald ist es Schlafenszeit. Daß wir uns nicht verirren in dieser Einsamkeit. O weiter, stiller Friede, so tief im Abendrot. Wie sind wir wandermüde – ist dies etwa der Tod?'"

Hannelore

Im Februar 1999 nahmen wir Abschied von Hannelore.

1992 wurde ihr bei einer Untersuchung die Diagnose „Krebs" mitgeteilt. Von nun an folgte ein wechselndes Geschick voller Hoffnung und Hoffnungslosigkeit. Doch immer wieder Hoffnung, ich werde überleben. Sie dachte nicht nur an sich, sondern in erster Linie an ihre Familie. „Seid nicht traurig", sagte sie zu allen, dem Mann, den Kindern, den Verwandten, den Freunden, die sie wenige Tage vor ihrem Tod einzeln zu sich bat, um Abschied zu nehmen.

Vier Monate vor ihrem Tod richtete sie die Bitte an mich, ihre Abschiedrede zu halten, und sie kam meinem kühnen Wunsch nach, selbst etwas beizutragen: „Gern würde ich heute unter Euch weilen, doch leider ist es nicht mehr möglich. Es tut mir sehr leid,

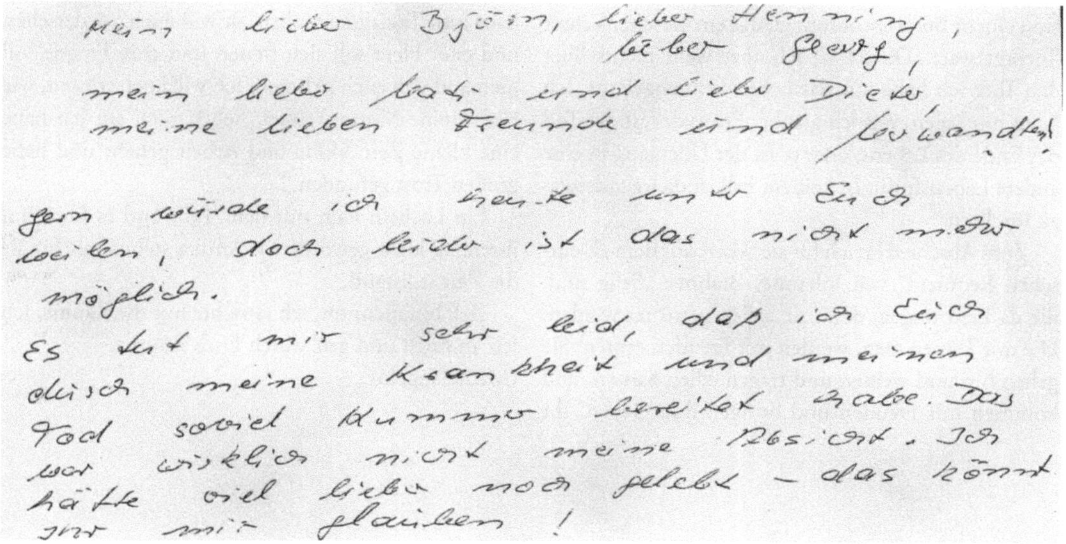

Mein lieber Björn, lieber Henning, lieber Georg, mein lieber Karl und lieber Dieter, meine lieben Freunde und Verwandten!

Gern würde ich heute unter Euch weilen, doch leider ist das nicht mehr möglich.

Es tut mir sehr leid, daß ich Euch durch meine Krankheit und meinen Tod soviel Kummer bereitet habe. Das war wirklich nicht meine Absicht. Ich hätte viel lieber noch gelebt – das könnt ihr mir glauben!

das könnt ihr mir glauben! Schließlich hatte ich noch so viele Pläne! Ich hätte es doch gerne noch erlebt, welchen Beruf mein großer Sohn letztlich ergreift, wann mein Mann das Rauchen wirklich aufgibt und ich wäre meinen kleinen Sohn und seine Freundin so gern auf ihrer eigenen Insel besuchen gegangen. Und dann wollte ich mein Leben lang immer nach Australien und Neuseeland – das habe ich nun auch nicht mehr geschafft. Doch gegen sein Schicksal kann man wohl nichts machen. Darum seid nicht so traurig. Wer weiß, wo ich in diesem Augenblick bin? Vielleicht spiele ich gerade mit meiner Mutti und Erika eine Runde Kniffle? Drum würde ich mich freuen, wenn ihr nach dieser Feierstunde noch ein Glas Sekt trinken und in Gedanken mit mir anstoßen würdet. Zum Schluß möchte ich Euch versichern, daß ich – wenn ich die Möglichkeit habe – auf jeden einzelnen von Euch immer aufpassen werde. Darauf könnt Ihr Euch verlassen! Lebt und seid glücklich und vergeßt mich im Laufe der Jahre nicht ganz, sondern erinnert Euch ab und zu mal an mich. Eure Hannelore."

Sie hatte sich keine Kränze, sondern viel Blumen gewünscht. Die Blüten sind ein Symbol für Licht und Leben. Als Hannelore bewußt wurde, daß ihre Krankheit nicht mehr geheilt werden konnte, hatte sie ein Lichterlebnis. Zunächst wollte sie es niemandem erzählen, weil sie selbst keine Erklärung fand und aus Scheu, verlacht zu werden, galt sie doch bisher bei allen als bodenständiger Mensch, der ähnlichen Erzählungen mit äußerster Skepsis gegenüberstand.

Viel später teilte sie es einigen Freunden mit, auch ihrem Mann und uns: Zwischen Weihnachten und Neujahr saß sie in ihrem Zimmer und dachte an das, was nun auf sie zukommen würde. Plötzlich war der Raum voll von einem wunderbaren Licht, das sie durchströmte und tröstete. Seitdem hatte sie keine Angst mehr vor dem Tod. Im Vertrauen auf dieses Licht, das sie selbst gesehen hatte, legten wir sie dann in die Hände der Kraft, die uns alle erschaffen hat, und deren Bejahung unserem Leben und unserem Sterben einzigen Sinn und Inhalt gibt.

Petra

Im April 1999 nahmen wir Abschied von Petra. In zwei Seminaren des Onkologischen Patientenseminars wollte sie uns Entspannung vermitteln. Wir suchten sie gemeinsam und konnten sie leider nur selten finden.

Worte einer Eskimofrau, die sie besonders liebte, wählte ihre Familie für die Traueranzeige aus. Sie sind einem Buch entnommen, das ein Geschenk ihrer Tochter war: „Du fragst, ich aber weiß nichts über den Tod; ich habe nur das Leben kennengelernt. Ich kann nur sagen, was ich glaube. Entweder ist der Tod das Ende des Lebens, oder er ist der Übergang in eine andere Lebensform. In keinem Fall ist da irgendetwas zu fürchten."

Zum Abschied las ich für sie Worte aus dem „Deutschen Requiem" von Johannes Brahms: „Selig sind, die da Leid tragen, denn sie sollen getröstet werden. Die mit Tränen säen, werden mit Freuden ernten. Sie gehen hin und weinen und tragen edlen Samen, und kommen mit Freuden und bringen ihre Gaben. Ihr habt nun Traurigkeit, aber ich will euch wiedersehen und euer Herz soll sich freuen und eure Freude soll niemand von euch nehmen. Ich will euch trösten, wie einen seine Mutter tröstet. Sehet mich an: Ich habe eine kleine Zeit Mühe und Arbeit gehabt und habe großen Trost gefunden."

Ein Lächeln kam mit dem Tod, und es blieb auf ihrem so klein gewordenen Antlitz stehen, als für sie die Zeit stillstand.

„Ich bin nicht tot, ich tauschte nur die Räume, ich leb' in Euch und geh' durch Eure Träume." (Michelangelo)

Rudern und paddeln, unterwegs sein

Ingrid Gröpler

Wir alle – ob mit oder ohne Krebs – werden weiterhin alle *unsere Zeit* haben. Zeit meint Lebenszeit, gefüllte und gelebte Zeit, Zeit zu lieben, Zeit zu lachen, Zeit zu weinen und auch Zeit zu sterben. Alles hat seine Zeit (aus dem biblischen Buch des Predigers Salomo):

> geboren werden hat seine Zeit, sterben hat seine Zeit;
> pflanzen hat seine Zeit, ausreißen, was gepflanzt ist, hat seine Zeit;
> töten und heilen,
> abbrechen und bauen,
> weinen und lachen,
> klagen und tanzen, ...
> lieben und hassen – alles hat seine Zeit; ...

Und dennoch steht da: Gott hat die Ewigkeit in die Herzen von uns Menschen gelegt – auch wenn wir alle unsere Zeit haben und nicht ewig sind. Wir haben die Sehnsucht nach Ewigkeit im Herzen – darum tut uns unsere Begrenzung so weh.

Wir gestalten unsere Zeit – und wir betrachten sie. Im jüdischen Teil der Bibel wird oft die Zeit heraufbeschworen, die hinter dem Volk Israel liegt: Gedenke doch! Bedenke deinen Weg! Was hast du nicht alles für Erfahrungen gemacht! In wieviel Gefahr und Mühsal bist du bewahrt geblieben!

Diese Art, die Zeit zu betrachten, erinnert an das Rudern. Ruderer sitzen mit dem Rücken zur Fahrtrichtung. Sie sehen vor sich die Strecke des Weges, die schon geschafft ist. Da gestaltet sich die Wasserlandschaft an den Ufern. Die Gefahren sind da hinten und man kann mit Stolz auf das Erreichte blicken und daraus Kraft schöpfen für den weiteren Weg.

Solcher Blickwinkel hat seinen eigenen Reiz. Es ist ermutigend, das Leben aus dieser Perspektive zu betrachten. Was kommen wird, können wir nur erahnen und uns mit dem Vertrauen, das wir durch das Geschaffte erworben haben, darauf einlassen.
Der Steuermann hat eine wichtige Funktion. Er sitzt hinten im Boot, warnt und gibt die Richtung an. Aber wer hat schon solchen Steuermann, und wer würde auf ihn hören? Meist fahren wir hinterrücks in die Schwierigkeiten hinein.

Anders beim Paddeln. Die Paddeler kommen langsamer voran als die SportlerInnen in ihren Ruderbooten. Aber sie sehen, was vor ihnen liegt. Sie sehen die

Landschaft sich allmählich entfalten. Sie müssen selber die Gefahren einschätzen, die auf sie zu kommen und ihnen ausweichen. Sie wollen sich nicht zufrieden geben mit dem, was hinter ihnen liegt. Sie sind interessiert genau zu wissen, was kommen wird.

Nachdenkend über das Rudern und Paddeln wünschte ich mir, daß wir die Perspektive immer wieder wechseln könnten. Müßte man sich nicht immer die Kraft da herholen können, wo sie uns am leichtesten zugute kommt: Mal vorwärts schauend sich am Kommenden und auf das Kommende zu freuen, mal rückwärts blickend, froh über die Erfolge, aus dem Vergangenen tankend.

Menschen zu begleiten auf ihrer Reise ist ein Abenteuer. Es ist eine spannende Reise, mit Menschen auf ihrem Weg unterwegs zu sein – mit ziemlicher und geziemender Neugier. Menschen begleiten als Krankenhausseelsorgerin heißt, Menschen auf ihrem Lebensweg zu begleiten, Vertrauen wachsen zu lassen, in Gesprächen nach Wegen zu suchen. Da zu bleiben und nicht weg zu gehen, wenn es schwierig wird. Immer wiederzukehren und Gemeinschaft anzubieten.

Das Wasser ist eine gute Metapher für die vergehende Zeit. Bertold Brechts Gedicht Rudern, Gespräche beschreibt, wie Menschen miteinander dieses Abenteuer teilen im Gespräch oder miteinander unterwegs zu sein:

Rudern, Gespräche
Es ist Abend. Vorbei gleiten
Zwei Faltboote, darinnen
Zwei nackte junge Männer:
Nebeneinander rudernd
Sprechen sie. Sprechend
Rudern sie nebeneinander.

Abendstimmung. Ja, die ist in der Begleitung von Menschen, die Krebs haben, tatsächlich öfter. Die Boote gleiten, aber Anstrengung ist dennoch nötig. Zwei junge Männer sitzen darin - nackt, sie haben nur sich selber in ihrem Boot. Sie sind das, was sie sind, zwei Menschen nebeneinander und nichts anderes zählt: keine Titel, keine Verdienste, keine Statussymbole, keine Kittel, Handy oder Werkzeuge. Sie rudern und sprechen, sie sprechen und rudern. Sie sind nebeneinander und sie sind durch den Fluß und ihr Rudern und Sprechen miteinander verbunden. Aber: sie sitzen nicht in einem Boot.

Menschen begleiten auf ihrem Weg heißt, mit dem eigenen Boot ein Wagnis eingehen. Es ist nicht die Position des Steuermanns. Ich sehe die beiden jungen Männer in ihren Booten sitzen und ganz aufgehen in dieser Situation. Sie sind getragen und sie haben dabei selber etwas zu tun. Miteinander ihre Gedanken auszutauschen, läßt sie fast selbst- und weltvergessen sein in diesem Augenblick.

Ich möchte diesen Moment bezeichnen als **Hingabe** (Daniela Tausch-Flammer in: Spiritualität in der Sterbebegleitung). Das ist ein mißverständlicher Begriff, aber ich finde keinen besseren. Hingabe ist ein durchaus aktives Geschehen: ich lasse mich auf den anderen Menschen ein, Ich schenke her: meine Zeit, meine Aufmerksamkeit, meine Sympathie. Hingabe ist nicht sich benutzen zu lassen, sondern mich selber hinein begeben in eine Situation. Es ist fast wie in einer Liebesbeziehung.

Ich lasse mich fallen, um zu spüren, was zwischen uns geschehen kann. Ich bin da und willige ein in das, was uns miteinander passiert. Mühsam wie mein GesprächspartnerIn muß ich herausfinden, was gesagt und getan werden muß: es gibt dafür keine Vorgabe, die auf diese Lage und diesen Menschen passen würde, nur die ermutigende Erfahrung, daß jeder von uns seinen Weg finden wird. Ich muß gleichzeitig ganz bei mir und ganz bei dem oder der anderen sein.

Fulbert Steffensky, ein Theologe aus Hamburg, spricht davon, daß wir einen herrschaftsfreien Umgang miteinander und mit Dingen haben sollten, um einander gerecht zu werden. Ich mache mich frei von dem Gedanken, bestimmen zu wollen, was als nächstes passiert. Ich verzichte auf die Absicht, zu planen, wie die Reaktionen meines Gegenübers sein könnten. Ich werde frei davon, Menschen mit meinen Erwartungen manipulieren zu wollen. Ich lasse mich auf ein wirkliches Abenteuer ein.

Dabei muß ich mit meinen Ängsten leben und muß sie aushalten. Dann werde ich das geben, was mir jetzt möglich ist und das wird nicht zu wenig und nicht zu viel sein, nicht perfekt, aber das, was ich im Augenblick kann und bin.

Das Abenteuer, Menschen zu begleiten bringt auch den Begleiter, die Begleiterin, mit voran. Ich kann wachsen in meinen Erfahrungen, in meinem Verständnis, in meiner Liebesfähigkeit. Und solches Miteinander unterwegs sein ist erfüllende Arbeit, auch Arbeit an mir selber. Es ist bereichernd und froh machend, solche Art Gespräche zu haben. Doch nicht nur Gespräche sind wichtig. Es gibt Situationen, da können wir uns nur mit Blicken verständigen, da legt ein Sterbender in einen Handkuß noch einmal all seinen Charme und seine Dankbarkeit.

Mitunter hilft uns der drohende Tod, unser Leben in einer Dimension wahrzunehmen, die ihm einen tiefen Sinn gibt. „Da macht der freundliche Bruder Tod Mut zum Leben" (Harvey Cox), oder: „Lehre uns bedenken, daß wir sterben müssen, auf daß wir klug werden," sagt der Psalmdichter in der Bibel. Er sagt nicht: Lehre uns sterben, sondern lehre uns bedenken, daß ... Wie können wir das?

Ich bin da ein wenig pessimistisch, was das Lernen angeht. Bestimmt gibt es kaum eine Lehre, die man als Wissen davontragen könnte. Und ich weiß auch nicht, ob wir uns zu unseren Lebzeiten tatsächlich mit dem Tod anfreunden und ihn so seines Schreckens berauben können.

Aber ihn nicht auszuklammern aus unseren Gedanken, macht das, was wir erleben, denken, tun und lieben kostbar. Wir Menschen mit unserer zeitlichen Begrenzung haben eben auch die Ewigkeit in unsere Herzen gepflanzt bekommen. Der Tod kann zerstören, was ist. Aber er soll mir nicht rauben, was war. Gelebte und geliebte Zeit bleibt – hoffentlich.

Mal rudern können und mal paddeln, mal mit wachem Auge sehen und vieles ahnen können, von dem was vor mir liegt. Immer mal wieder im weiten Blick voraus die Hoffnung nicht verlieren, daß das, was kommt, zu bewältigen ist und mir letzten Endes wohlgesonnen. Rudern. Mit der Zukunft im Rücken und voll Vertrauen. Mit großer Dankbarkeit für das, was hinter mir liegt. Paddeln – neugierig fragen und sehen wollen, was da kommt. Vertrauend, daß uns die Zukunft auch im Tode wohl gesonnen ist.

Irgendwann werden die zwei, die da miteinander unterweg sind, auseinandergehen. Der Patient wird aus dem Krankenhaus entlassen, die Seelsorgerin bleibt zurück. Wir haben wichtige Momente miteinander geteilt. Nun ist Abschied. Das was war, bleibt.

Bleibt in froher Erinnerung, wenn jemand als geheilt nach Hause zurückkehrt. Bleibt aber auch, wenn der Abschied endgültig ist. Gehabtes Glück hilft sterben. Es läßt uns hoffen, daß nach einer reichen gelebten Vergangenheit eine trostvolle Zukunft kommen wird: daß wir bleiben im Hause des Herrn immerdar.

Die Bibel, faßt Jahrtausende von Erfahrungen zusammen und findet die Sprache für Dinge, die mich eher sprachlos machen. Weil in ihr Bilder verwendet werden für Sachverhalte, die sonst schwer zu fassen wären. Viele dieser Bilder sind wie Proviant für unterwegs. Sie decken auf, was so schwer zu verstehen und auszuhalten ist. Sie sind vieldeutig, sie legen die Fragen und Antworten nicht fest. Sie lassen Spielraum.

Könnte **Religion** heißen, den Wünschen, Träumen, Hoffnungen und Sehnsüchten einen Spielraum zu geben? In ihr wissen wir uns aus dem Heute verbunden mit den Menschen, die vor uns gewesen sind und nach uns kommen werden.

Sie schlägt Brücken von der Gegenwart in die Zukunft, von einem Menschen zu anderen, von der Dunkelheit zum Licht, von der Traurigkeit zur Freude, von der Zeit in die Ewigkeit über alles Vergängliche hinweg.

Karl Marx hat Religion auf ganz ähnliche Weise beschrieben; leider ist oft nur der letzte Satz des Zitates erinnerlich. Er schreibt in der Kritik zur Hegelschen Rechtsphilosophie: „Die Religion ist der Seufzer der bedrängten Kreatur, das Gemüt einer herzlosen Welt, wie sie der Geist geistloser Zustände ist. Sie ist das Opium des Volkes."

Sicherlich sind Opiate sehr wichtig in der Krebsmedizin. Eine Sprache zu finden für Wünsche, Träume, Hoffnungen; seufzen zu können und zu dürfen, Herz und Gemüt zu haben ist unerläßlich. Die Religion ist ja eben keine Sprache der Gewißheit, sondern eine Sprache der Sehnsucht. Es scheint, daß dies auch im neuen Jahrtausend so sein wird.

Neue Methoden in Diagnostik und Therapie: Kostensteigerung oder Kostenverminderung?

Dieter Huhn

Die Entwicklung neuer diagnostischer Methoden sowie die Entwicklung neuartiger Behandlungsarten führen in der Regel zu einer Steigerung von Behandlungskosten. Muß dies immer so sein oder können Kosten schließlich durch derartige Entwicklungen auch gesenkt werden?

Vorteile für den Patienten?

Die Kostensteigerung durch die Entwicklung und Evaluierung neuer Methoden kann bestehen bleiben und das Gesundheitswesen belasten; die neuen Methoden können aber auch zu einer Senkung der Kosten – sogar unter das Ausgangsniveau – führen. Beide Situationen sollen an einigen Beispielen verdeutlicht werden. Der Blick auf die Kosten darf natürlich nicht den Blick auf den Patienten verdecken – nämlich die Frage, ob durch diese neuen Methoden für den Patienten tatsächlich Vorteile entstehen.

Beispiel zur Kostensteigerung in der Diagnostik

Wichtigster Faktor für das Erreichen einer Remission und für das Überleben bei der **akuten myeloischen Leukämie** ist das zytogenetische Profil der malignen Zellen. eine kleine Studie bei älteren Patienten [5] zeigt, daß bei ungünstigem zytogenetischem Profil nach einem Jahr nahezu alle Patienten verstorben sind, während es bei günstigem Profil durchaus Patienten gibt, die nach mehreren Jahren noch in gutem Gesundheitszustand und in einer Remission sind. Während also bis vor einigen Jahren die Diagnose der akuten myeloischen Leukämie durch mikroskopische Betrachtung des Pappenheim-gefärbten Ausstriches und eventuell durch einige zusätzliche zytochemische Färbungen erfolgte, ist jetzt eine zytogenetische Analyse zu fordern. Diese Analyse kostet in großen Laboratorien mit automatisierten Analysemöglichkeiten etwa DM 500,–. Die Diagnostik ist bei dieser Erkrankung also teurer geworden.

Trotzdem ist diese teuere Diagnostik unumgänglich, um alten Menschen mit akuter myeloischer Leukämie bei ungünstiger Prognosekonstellation eine kaum lebensverlängernde aggressive Chemotherapie ersparen zu können. Nach zunächst aufwendigerer Diagnostik können dann durch gezieltere und dem individuellen Patienten angepaßte Therapie in der Behandlung Kosten gesenkt werden.

Beispiel zur Kostensteigerung in der Therapie

Bei der **Behandlung HIV-infizierter Menschen** ist bei schlechtem Immunstatus eine 3fache antiretrovirale Therapie eindeutig lebensverlängernd. Eine solche Therapie kann auch in der Regel das Allgemeinbefinden dieser Patienten wesentlich verbessern. Eine solche Standardtherapiel, z. B. mit Retrovir, Viracept und Epivir, kostet im Monat etwa DM 1 000,–. Dies sind also Kosten, die durch eine Weiterentwicklung der therapeutischen Möglichkeiten entstanden sind, die bestehen bleiben werden und deren Nutzen für den Patienten in Studien gesichert ist.

Beispiel zur Kostensenkung in der Diagnostik

Zunächst ein etwas kompliziertes Beispiel, an dem sich die Entwicklung der Diagnostik und die Auswirkungen auf die Behandlung besonders gut demonstrieren lassen, nämlich die **chronische lymphatische Leukämie.** Die leukämischen Zellen bei dieser Erkrankung werden erstens – definitionsgemäß – immer in das Blut ausgeschwemmt; sie lassen sich zweitens morphologisch, also bei alleiniger mikroskopischer Untersuchung nicht von normalen Lymphozyten des Blutes unterscheiden.

Seit etwa 10 Jahren können jetzt mit einfachen immunologischen Methoden spezielle Merkmale der Zellmembranen untersucht werden. Derartige Methoden, nämlich die Immunzytochemie oder die Durchflußzytometrie, wurden weitgehend standardisiert. Man kann deshalb heute aus einer Blutprobe von ½ ml Blut eine sichere Diagnose dieser Leukämie stellen – und dieses auch im Frühstadium der Erkrankung, wenn die leukämischen Zellen im Blut nur geringgradig vermehrt sind. Es erübrigt sich deshalb heute bei einem solchen Patienten, die für den Patienten unangenehme und kostenintensive Entnahme eines Lymphknotens und einer Knochenmarkprobe. Die vom Tumorzentrum Berlin herausgegebenen Leitlinien für das diagnostische und therapeutische Vorgehen bei dieser Erkrankung empfehlen deshalb für die Diagnose lediglich die in Tabelle 1 aufgeführten Untersuchungen. Die Entwicklung ging natürlich weiter. Vor einigen Monaten wurden zwei Arbeiten publiziert, die zeigen, daß man diese Membraneigenschaften auch benutzen kann, um bei der chronischen lymphatischen Leukämie Aussagen zur Prognose zu machen [1, 3]. Wenn das Membran-Antigen CD38 bei der Mehrzahl der leukämischen Zellen exprimiert ist (gemessen mit der genannten Methode der Durchflußzytometrie), so liegt die mittlere Lebenserwartung der Patienten bei 10 Jahren; sofern CD38 bei weniger Zellen exprimiert ist, ist die Prognose noch günstiger, und es sind nach 10 Jahren noch keine Patienten an der Krankheit verstorben.

Ein zweites Beispiel zur eventuellen Kostensenkung durch neue diagnostische Methoden: Die Positronen-Emissions-Tomographie ist eine Möglichkeit, vitales malignes Gewebe aufgrund seines besonderen Energiestoffwechsels zu erkennen. Bei 54 Patienten mit malignen Lymphomen nach Chemotherapie wurde mit dieser PET-Methode sowie mit der konventionellen Computertomographie geprüft, ob noch vitales Resttumorgewebe vorhanden ist. Es zeigte sich, daß die PET-Untersuchung bei dieser Fragestellung empfindlicher war; zumindest zeigte die positive PET-Untersuchung [4] wesentlich deutlicher ein drohendes Tumorrezidiv und damit eine kürzere Überlebenswahrscheinlichkeit an als der Nachweis von Restlymphomen mit Computertomographie.
Diese Ergebnisse müssen noch an weiteren Patienten in prospektiven Studien überprüft werden. Bei diesen Studien müssen also konventionelle Methoden (Computertomographie, MRT, Knochenmarkbiopsie) und die neue Methode gleichzeitig eingesetzt werden, um die Wertigkeit beider Methoden vergleichen zu können. Dies ist der teure „Buckel“ in der Entwicklung neuer Methoden, der durch die hier erforderlichen Studien bedingt ist. Es ist aber zu hoffen, daß schließlich die PET-Methode den Sieg davonträgt und daß schließlich vielfältige und belastende Methoden durch eine einzige Untersuchung ersetzt werden können.

Tab. 1. Diagnostik bei chronischer lymphatischer Leukämie

Tumorzentrum Berlin:
Maligne lymphatische Systemerkrankungen,
Empfehlungen zur Diagnostik und Therapie

1. Anamnese, auch unter Berücksichtigung von Infekthäufigkeit und „B-Symptomatik“.
2. Blutbild und Differentialblutbild, Festlegung des Phänotyps mit Durchflußzytometrie oder Immunzytochemie, Nachweis der Monoklonalität durch Nachweis der Leichtketten-Restriktion, quantitative Immunglobuline im Serum und Untersuchung auf monoklonale Gammopathie, Coombs-Test, Laborparameter zur Nieren- und Leberfunktion, Hämolyseparameter.
3. Röntgen-Thorax und abdominelle Sonographie.
4. Empfohlen, aber nicht unbedingt obligatorisch sind eine histologische und/oder zytologische Untersuchung des Knochenmarks.
5. Nur in Sonderfällen ist eine histologische Untersuchung eines Lymphknotens erforderlich.

Beispiel zur Kostensenkung in der Therapie

In den 80er Jahren versuchte man, die Heilungschance bei **Lymphomen hoher Malignität** durch aggressivere Zytostatika-Schemata zu verbessern. Es galt nahezu als unethisch, einen Patienten mit der gut erprobten Zytostatika-Kombination aus Cyclophosphamid, Vincristin, Adriamycin und Prednisolon zu behandeln. 1993 wurden dann aus einer großen prospektiven randomisierten Studie der South West Oncology Group in den USA Befunde publiziert, die zeigten, daß die neuen, teuren und komplizierteren Schemata bei malignen Lymphomen hoher Malignität keinesfalls einen Überlebensvorteil erbringen [2]. Die Überlebensraten sind identisch. Allerdings zeigten zwei der hier geprüften intensiveren Schemata deutlich mehr lebensbedrohliche toxische Nebenwirkungen. Ähnliches läßt sich auch auf die Behandlung von lymphatischen Systemerkrankungen mit sogenannter Hochdosistherapie und Ersatz autologer Stammzellen übertragen. Diese Behandlungsart wurde in den 90er Jahren eingesetzt mit der Hoffnung, bei prognostisch ungünstigen Fällen oder Rezidiven Heilungen erreichen zu können. Auch hier zeigten die meisten der bisher durchgeführten randomisierten Studien keinen Überlebensvorteil der Hochdosistherapie.

Zusammenfassung

Neue Methoden in der Diagnostik und Therapie führen in der Regel zunächst zu einer Kostensteigerung. Dies ist eine logische Entwicklung, insbesondere dadurch hervorgerufen, daß Studien erforderlich sind, um die Wertigkeit neuer Methoden und ihre Bedeutung für den Patienten zu evaluieren. Diese Studien sind unbedingt erforderlich! Eine unkritische Anwendung neuer Methoden in Diagnostik und Therapie, ohne daß ihre Wertigkeit durch Studien gesichert wurde, ist unethisch und kann ganz besonders zu zeitlich nicht limitierten Kostensteigerungen führen.

Ungeklärt ist in der Bundesrepublik Deutschland, wie diese Studien zu finanzieren sind. Je nach Art und Zielsetzung dieser Studien müssen die Kosten vorwiegend von Forschungsförderungsinstitutionen und Staat, von den Krankenkassen, von der pharmazeutischen Industrie getragen werden. Die Aufteilung der Finanzierung sollte von fachkundigen Vertretern dieser Institutionen sowie von den für die Studien verantwortlichen Ärzte entschieden werden. Der wissenschaftliche Wert der Studien muß von geeigneten Fachvertretern (z. B. im Rahmen der Deutschen Krebsgesellschaft), die ethische Vertretbarkeit durch Ethik-Kommissionen beurteilt werden.

Die Ergebnisse der Studien müssen den Ärzten vermittelt werden. Dies sollte durch Empfehlungen und Leitlinien, nicht durch Richtlinien, erfolgen. Empfehlungen können, Leitlinien sollen, Richtlinien müssen befolgt werden! Diese Empfehlungen oder Leitlinien dürfen keine Rationierungsfunktion haben; sie sollen den Patienten schützen und ihm helfen.

Nur bei einem Teil maligner Erkrankungen und nur in bestimmten Stadien der Erkrankung sind eingreifende und gegen die Tumorerkrankung gerichtete Therapien wirklich lebensverlängernd, ohne die Lebensqualität des Patienten nachhaltig zu beeinträchtigen. Es muß der richtige Zeitpunkt gefunden werden, wann eine Palliativtherapie für den Patienten zuträglicher ist!

Für eine patientengerechte und kostensenkende Anwendung neuer Methoden in Diagnostik und Therapie ist die sorgfältige Indikationsstellung für Tumortherapie einerseits und palliative Therapie andererseits vorrangig.

Literatur

[1] Damle, R. N. et al.: Ig V gene mutation status and CD38 expression as novel prognostic indicators in chronic lymphocytic Leukemia. (1999) Blood 94, 1840–1847.

[2] Fisher, R. I. et al.: Comparison of a standard regmimen (CHOP) with three intensive chemotherapy regimens for advanced non-hodgkin's lymphoma. N Engl J Med. 328 (1993) 1002–1016.

[3] Hamblin, T. J. et al.: Unmutated Ig V_H genes are associated with a more aggressive form of chronic lymphocytic leukemia. Blood 94 (1999) 1848–1854.

[4] Jerusalem, G. et al.: Whole-body positron emission tomography using ^{18}F-fluorodeoxyglucose for post-treatment evaluation in Hodgkin's disease and Non-Hodgkin's lymphoma has higher diagnostic and prognostic value than classical computed tomography scan imaging. Blood 94 (1999) 429–433.

[5] Stasi, R. et al.: Prognostic value of cytogenetics and multidrug resistance (MDR1) in elderly patients with acute myeloid leukemia. Blood 92 (1998) 596–696.

Palliativmedizin 2000

Hans-Jörg Kirstädter

1991 wurde die erste Palliativstation in Berlin im Krankenhaus Spandau eingerichtet. Die Palliativmedizin ist der Begriff im deutschen Sprachraum, für den im englischen Sprachraum der Begriff „Palliativcare" gilt. Der englische Begriff ist der Wortbedeutung nach der richtigere, weil umfassendere. Die Palliativstation bemüht sich um die Linderung von Symptomen unheilbarer Kranker, um Kranke mit Symptomen, die an ihrer Krankheit sterben werden. Eine Heilung bei diesen Kranken ist nicht möglich, eine eventuelle Besserung der Erkrankung von vorübergehender Natur.

Die beeinträchtigenden verschiedenartigen Auswirkungen und Symptome der Erkrankung sind aber mit palliativmedizinischen Maßnahmen meistens mehr oder weniger deutlich zu bessern. Um diese Besserung zu erreichen, ist es notwendig, verschiedene Berufs- und Fachgruppen heranzuziehen.

Der englische Ausdruck „Palliativ-care" paßt viel besser, weil er deutlich macht, daß in der palliativmedizinischen Betreuung von Patienten nicht nur Mediziner und Ärzte der verschiedenen Fachdisziplinen arbeiten, sondern auch Pflegekräfte mit speziellen Fachkenntnissen sowie Vertreter weiterer Berufe wie Ergotherapeuten, Kunst-Therapeuten, Seelsorger, Sozialarbeiter und Psychologen. Der kranke Mensch steht im Mittelpunkt der Bemühungen.

Es läßt sich nun die Palliativmedizin auf speziellen stationären Einheiten betreiben, also auf den Palliativstationen. Natürlich läßt sich aber Palliativmedizin auch de-zentral bei einzelnen Patienten auf Fachstationen der verschiedensten medizini-schen Disziplinen betreiben. Für einen Teil der Patienten, die der palliativ-medizinischen Betreuung bedürfen, ist die Betreuung auf einer Palliativstation der bessere Weg. Palliativmedizin läßt sich aber durchaus auch im häuslichen Bereich der Krebskranken anwenden; dies durchaus oder zum Teil gerade bei Menschen, die sich in der unumkehrbaren Sterbephase befinden.

Es gibt im deutschen Sprachraum aber auch den Begriff „Palliativ-Therapie". Lange ist über die beiden Begriffe geredet und auch gestritten worden. Am verständlichsten ist es, wenn Palliativ-Therapie als der medizinische Teil der Palliativmedizin definiert wird. Eine Operation, die den Tumor leider nicht vollständig entfernt, ist eine palliativ-therapeutische Operation. Eine Strahlentherapie, die nur in der Lage ist, den Tumor zu verkleinern, aber nicht zu beseitigen, ist ebenfalls eine solche Therapie.

Aber auch viele zytostatische Chemotherapien können nicht mehr heilen, sondern den Tumor nur vorübergehend verkleinern oder am Wachstum hindern.

Wenn die Mediziner palliativmedizinisch multidisziplinär und multiprofessionell arbeiten, dann müssen sie natürlich auch jeweils abwägen, welche dieser genannten palliativtherapeutischen Maßnahmen noch angewendet wird. Sie müssen aber natürlich genauso entscheiden, welche dieser Maßnahmen nicht mehr angewendet werden sollten, weil sie im Gesamtkonzept keinen Nutzen für den Patienten haben. Dies ist der Fall, wenn die Beeinträchtigung des Patienten durch diese Maßnahme durch den möglichen Nutzen nicht aufgewogen wird.

Sind die einzelnen Mitglieder eines Palliativteams, einzeln oder zusammen in der Lage abzuschätzen, welche Maßnahmen durchzuführen sind oder zu unterlassen sind? Sicher haben sie die Aufgabe und auch die Berechtigung, hierüber zu befinden. Sicher müssen sie sich aber auch im klaren sein, daß hier für das Team und auch für jeden einzelnen sehr schnell der Bereich des Ermessens erreicht ist.

Es ist nun Ziel der palliativmedizinischen Betreuung von nicht mehr heilbaren Krebskranken, die Betroffenen in diesen Entscheidungsprozeß einzubeziehen. Die Erfahrung ist, daß die meisten Menschen dies auch wollen und dann dürfen die Verantwortlichen sich dem nicht entziehen.

Das bedeutet, sie müssen Zeit und Zuwendung für ausführliche Gespräche mit dem Patienten haben. Der Patient muß wissen, woran er ist und was die Ärtze für ihn tun können und was sie aber auch nicht erreichen können. Wenn dies gelingt, kann er wesentliche Teile seines Gefühls, sich selbst zu finden, sich selbst zu bestimmen, zurückgewinnen und damit auch ein Stück seiner Würde, seiner Lebensqualität neu gewinnen.

Dies alles ist eine Arbeit mit den Patienten, die sehr individuell ist und die für die Krebskranken und auch die Mitglieder des Palliativteams harte Arbeit bedeutet. Das individuelle Vorgehen macht es auch nötig, daß die in der Palliativmedizin Tätigen erkennen, daß es notwendig und richtig ist anzuerkennen, daß der Patient, im Mittelpunkt der Bemühungen stehend, die Aktivitäten und auch Unterlassungen mitbestimmt. Jeder Kranke hat das Recht auf Information, aber auch auf Nicht-Information.

Für die Ärzte der verschiedenen Fachdisziplinen ist es häufig sehr schwer, medizinisch-therapeutische Maßnahmen wie Operationen, Bestrahlungen, Chemotherapien und anderes am Patienten technisch noch machen zu können, aber erkennen zu müssen, daß der Patient dies nicht will. Bei dem Versuch der Bilanzierung zwischen Beeinträchtigung und möglichem Schaden durch diese Maßnahmen spricht oft der fragliche oder geringe Nutzen dafür, die Maßnahme zu unterlassen bzw. dem Patienten dann auch nicht zu empfehlen.

Es ist deswegen notwendig, daß im palliativmedizischen Bereich möglichst fachlich und lebenserfahrene Menschen arbeiten, die auch in der Lage sein müssen, ihre eigene Emphatie möglichst gut zu steuern.

Die Psychoonkologie und ihre Bedeutung am Beispiel einer Palliativstation

Regina Friedenberg

„Die Psychoonkologie versteht sich als interdisziplinäres Arbeitsgebiet in der Medizin, das sich auf alle psychosomatischen, somatopsychischen und psychosozialen Aspekte des Krankseins von Menschen mit malignen Erkrankungen bezieht." [1].

Unter „Psychoonkologie" kann vereinfacht das Arbeitsfeld, das sich mit der psychischen Situation des an Krebs erkrankten Patienten beschäftigt, verstanden werden.

Ziel ist es, durch eine gute medizinische, pflegerische und therapeutische Betreuung des an Krebs erkrankten Patienten, die Symptome zu lindern und die Lebensqualität zu verbessern.

Viele Patienten kommen in schweren Symptomkrisen (Schmerzen, Übelkeit etc.). Sie wissen um ihre Unheilbarkeit, auch wenn sie dieses Wissen oft verdrängen. Oft haben sie große Schwierigkeiten, ihre Krankheit und deren Folgen zu begreifen. Quälende Fragen stehen im Raum: „Warum gerade ich?" – „Habe ich Schuld an meinem Schicksal?" – „Was habe ich falsch gemacht?" Oft zeigt sich blanke Wut, Verzweiflung oder auch Resignation.

Meist haben diese Menschen im Laufe ihrer Erkrankung vielfältige Erfahrungen mit Ärzten, Krankenhäusern und Psychologen gesammelt und nicht selten sind sie enttäuscht, weil alles „umsonst war". Und neben all dem steht nur allzu oft der körperliche Verfall. Wunden beginnen übel zu riechen, Geschwüre treten nach außen, werden sicht- und fühlbar.

Viele Patienten sagen: „So kann und will ich nicht mehr leben", „Ich falle allen zu Last, bin nichts mehr wert" oder „Meine Familie kann mir jetzt nicht mehr helfen", „Freunde kommen auch nicht mehr".

Die Befindlichkeiten des Einzelnen, seine gestellten oder auch versteckten Fragen sind sehr sehr ernst zu nehmen, ihnen ist nicht auszuweichen, und sie sind nicht weg-zu-reden. Denn hinter allem steht die Frage, wie man seine Selbstachtung und seinen Wert wiedererlangen und die letzte Phase seines Lebens mit Würde und Respekt lebenswert gestalten kann.

Nach Fritz Meerwein spielt sich „psychologisch gesehen das Krebsleiden im sogenannten Selbst des Patienten" ab. Als Selbst wird die teils bewußte, teils unbewußte innere Vorstellung bezeichnet, die sich der Mensch im Verlauf seines Lebens von sich selbst gebildet hat. Sie enthält den Niederschlag sowohl der guten wie der schlechten Erfahrungen, die seit frühester Kindheit im Umgang mit dem eigenen Körper, der eigenen Person, aber auch den wichtigsten Bezugspersonen des täglichen Lebens erworben worden sind. Es bestimmt den Grad der Selbstachtung, über die ein Mensch verfügt, ob er die Qualität dieser Erfahrungen verarbeiten und nutzbringend anwenden kann. Seelisches Wohlbefinden ist ohne Besitz eines gewissen Ausmaßes solcher Selbstachtung nicht möglich," [2].

Aber wo nimmt der Patient die Selbstachtung her, wenn all das, was er erlernt und erfahren hat, wegbricht, wenn er spürt, daß die Freunde wegbleiben und er immer hilfloser und nutzloser wird, ohne Chance auf Heilung? Kann ein Mensch Lebensqualität erlernen, wenn die grundsätzlich tragende Kraft, die Hoffnung auf Heilung fehlt? Kann der Mensch sich selbst noch achten, wenn er selbst nichts mehr, oder nur noch ein wenig tun kann und bei allem auf fremde Hilfe angewiesen ist? Ist seelisches Wohlbefinden dann noch möglich? Worauf kann der Mensch jetzt noch hoffen, was trägt ihn über den Abgrund von Hoffnungslosigkeit und Verzweiflung?

Auf der Palliativstation wird versucht, gemeinsam mit dem Patienten, positive und tragfähige Antworten zu entwickeln. Hier unterscheidet sich die Arbeit eines Psychologen auf einer Palliativstation sehr deutlich von der Arbeit anderer Psychologen, die meist schon bei der Diagnosestellung hinzugezogen werden und ihre Patienten oft über Jahre betreuen. Die Arbeit auf der Palliativstation beginnt zumeist dort, wo der Krankheitsprozeß einen Verlauf genommen hat, der Körper, Geist und Seele vor die größte vorstellbare Herausforderung stellt.

Die Medizinerin Elisabeth Kübler-Ross hat die Situation Schwerstkranker in einem Fünf-Phasen-Modell beschrieben: Nicht-Wahrhaben-Wollen, Zorn (warum gerade ich?), Verhandeln (mit dem Schicksal, dem Arzt, Gott oder wem auch immer), Depression, Trauer und Akzeptanz.Diese Phasen begegnen den Therapeuten immer wieder, wenn auch nicht unbedingt in dieser Reihenfolge und auch nicht immer im Durchleben aller fünf Phasen, stets aber in einer Intensität, die die ganze Aufmerksamkeit erfordert.

Grundlage der Arbeit auf der Palliativstation ist gegenseitiges Vertrauen. Ohne Vertrauen ist jeglicher Zugang zu dem anderen versperrt. Was man einbringen kann, ist Aufmerksamkeit, Wertschätzung, Achtung und Respekt, die Bereitschaft zuzuhören, ebenso wie die Bereitschaft, jegliche Phase des psychischen Befindens als ein für den Patienten notwendigen Prozeß zu akzeptieren. Er ist derjenige, um den es geht. Und er spürt es sehr genau, ob das, was für ihn eingebracht wird, für ihn reicht.

Manchmal dauert es Tage, bis der Patient den Therapeuten zuläßt, manchmal testet er seine Ehrlichkeit, sein Vermögen, ihn zu ertragen, manchmal stellt er absurde Situationen her, um herauszufinden, wie weit sich der Therapeut auf ihn einlassen kann. Die Zeit der Annäherung ist äußerst intensiv und spannend - für beide Seiten. Oft hat man das Gefühl, daß man zuerst einmal von allen Seiten abgecheckt und durchleuchtet wird.

Ist das Band geknüpft – und das ist auf beiden Seiten harte Arbeit –, kann man gemeinsam beginnen, achtsam einen Schritt weiterzugehen. Im Vertrauen zueinander liegt die Kraft, die dies ermöglicht. Aber nicht nur das. Der Patient hat mit dem ersten Schritt, einem zu vertrauen, auch ein Stück Selbstachtung wiedererlangt. Er hat begonnen, sich wieder anzunehmen, wertzuschätzen. Und das ist eine Ebene, die trägt und innere Heilung zuläßt.

Auch in der weiteren Arbeit bestimmt der Patient Inhalt und Tempo. Sicherlich bringt der Therapeut sein Können, seine Erfahrung ein, macht Angebote, lockt ihn weiterzugehen. Dennoch hat seine Rolle einen eher defensiven Charakter. Der Patient geht den

Weg – seinen Weg –, und der Therapeut begleitet ihn. Er begleitet ihn in seiner Wut, in seiner Trauer, in seiner Angst. Er begleitet ihn sogar in den OP – wenn er es für notwendig erachtet. Er läßt ihn seine Kraft entdecken und macht ihm Mut, wenn wieder einmal alles zusammenzukrachen scheint. Der Weg ist das Ziel.

Es ist sehr wichtig, daß die Angehörigen, die Freunde in die Arbeit einbezogen werden. Nicht selten ist die Arbeit mit dem Angehörigen der Schlüssel für das Wohlbefinden der Patienten, denn auch die Angehörigen leiden unter dem Verlust des Selbstbildes ihres Partners.

Jedes Familiensystem hat seine spezifische Dynamik, in dem die Rollen und Reviere unter den Familienmitgliedern über viele Jahre verteilt sind. Wenn ein Familienmitglied durch die Erkrankung eine neue Rolle bekommt, wird das ganze Familiensystem gezwungen, eine neue Rollenverteilung vorzunehmen. Besondere Belastungen können hierbei entstehen, wenn Kinder im Haushalt leben. Der Ehemann, der Angst hat, seine Frau zu verlieren, mit der er 50 Jahre seines Lebens verbracht hat oder die Frau, die sich sorgt, weil die Kinder noch so klein sind und der Mann bislang allein das Geld verdient hat. Es gibt eine Vielzahl von Problemstellungen, die aber eines gemeinsam haben: sie müssen die Chance haben, gelöst zu werden.

Untersuchungen zeigen, daß die Probleme die in der Partnerschaft nicht gelöst werden können, den Krankheitsprozeß beeinflussen und natürlich auch Auswirkungen auf die Schmerzwahrnehmung haben. Die Probleme der Angehörigen, die Ängste, die Sorgen, das Nicht-Wissen wie es weitergehen wird, wie lange es gehen wird, sind Probleme die natürlich auch die Beziehung belasten. Nicht selten trifft man auch auf Angehörige, die schon über Monate „ihren 24-Stunden-Dienst" absolvieren, ohne Anspruch auf ein Wochenende, die sich nicht trauen, eigene Bedürfnisse zu haben, weil der andere krank ist und ihre Hilfe braucht. Das Leben dieser Angehörigen hat durch die Betreuung die eigene soziale Komponente verloren.

Hier gilt es zu helfen, kleine Freiräume zu schaffen, Freiräume, die es ihnen gestatten, mal einen Spaziergang zu machen oder einfach nur eine Nacht durchzuschlafen.

Hier gilt es auch, dem Menschen zu helfen, seine Bedürfnisse wahrzunehmen, denn die Kraft zu betreuen ist nicht unendlich, sie muß sich regenerieren können.

Die Unterstützung auf beiden Seiten (Angehörige und Patient) führt nicht selten dazu, daß grundlegende Probleme in der Betreuungsarbeit, bzw. Probleme, die sich in der Partnerschaft oder auf der emotionalen Ebene gebildet haben, durch achtsame Interventionen oder Gespräche auflösen können. Der Kranke erfährt von seinem Partner, daß er ihn gerne betreut. Die Parteien lernen, über das zu sprechen, was ihnen am meisten Angst macht, sie lernen manchmal, miteinander zu weinen und dadurch ihren Schmerz zu teilen.

Oft hilft ein Gespräch mit dem Sozialdienst, praktische Probleme zu lösen, manchmal kann das Hinzuziehen von Freunden Freiräume für den Betreuenden schaffen. Nicht selten erfährt der Kranke durch die neue Offenheit mehr Qualität und Kraft für das Leben mit der Krankheit. Ken Wilber beschreibt in dem Buch „Mut und Gnade" (Scherz Verlag), wie schwierig die Betreuungsarbeit von Angehörigen, bzw. Freunden ist, wie stark sie geprägt wird von Verlustängsten oder der eigenen Hilflosigkeit. Ständig fragt man sich, ob man alles richtig macht, was überhaupt richtig ist und ob man nicht noch viel mehr machen sollte:

„Ich bin in beiden Welten gewesen – ich habe Krebs gehabt und bin für Treya und andere Helferin gewesen. Und ich muß sagen, ein Helfer zu sein ist viel schwerer. Denn für mich hat es in der Zeit meiner Krebskrankheit viele Augenblicke reiner Schönheit und Klarheit und Gnade gegeben, Augenblicke, in denen ich die Prioritäten des Lebens neu setzte und die Schönheit des Lebens neu sehen und schätzen lernte. So etwas, glaube ich, ist für einen Helfer schwer zu finden.

Der Kranke hat keine andere Wahl, als mit seinem Krebs zu leben, aber der Helfer muß die Entscheidung treffen, bei der Stange zu bleiben. Und besonders schwer fand ich es als Helferin, mit der Traurigkeit fertig zu werden, mit dem Gefühl, um die Kranke herum auf Eierschalen zu gehen und mit ihren Behandlungsentscheidungen zu leben. Was sollte ich tun, wie sollte ich sie unterstützen? Sollte ich ehrlich sagen, was ich empfinde? Für den Helfer ist das wie eine emotionale Achterbahn" [3].

Die psychoonkologische Arbeit auf einer Palliativstation ist geprägt von dem achtsamen Hinspüren – wo und was ein Patient an Unterstützung und Hilfe braucht. Der Patient leidet an einer schweren körperlichen Krankheit und die Hilfe kann da greifen, wo der Patient sie annimmt und braucht. Das Wichtigste ist Vertrauen. Erst dann kann der Patient in der Beziehung zum Therapeuten seine eigenen Ressourcen entdecken, den Mut finden, sein oft gestörtes Selbstbild neu zu definieren und anzunehmen. Der Patient braucht keine psychologische Hilfe, weil er an Krebs erkrankt ist. Die psychoonkologische Hilfe kann jedoch hilfreich sein, wenn durch das Kranksein zu viele eigene Hilfsstrategien nicht mehr greifen und der Mensch sich durch die Krankheit und die körperlichen Beeinträchtigungen so weit von sich entfernt fühlt, daß die Verbindung zum eigenen Selbst unterbrochen ist.

In der Arbeit auf der Palliativstation waren und sind die Patienten die hilfreichsten und größten Lehrer für den Psychotherapeuten. Mit Respekt und Achtsamkeit, viel Ruhe und Hinhören ist für ihn zu erfahren, auf welcher Ebene und wo Hilfe gebraucht und gegeben werden kann.

Literatur

[1] Kappaut, H., Dietz, R.: Psychische Betreuung von Krebskranken. Klinik der Gegenwart 3 (1996).

[2] Meerwein, F.: Einführung in die Psychoonkologie. Huber, Bern-Stuttgart-Wien 1981.

[3] Wilber, K.: Mut und Gnade. Scherz Verlag 1992.

Stellenwert der anthroposophischen Medizin

H. Christof Müller-Busch

Die Erfolge der modernen Medizin in Diagnostik und Therapie können bei einer Reihe von Krebserkrankungen von niemand bestritten werden. Dennoch weist die moderne Medizin besonders bei der Behandlung von weit fortgeschrittenen Krebserkrankungen eine Reihe von Defiziten auf. Trotz aller Erfolge in den industrialisierten Ländern kann ungefähr die Hälfte der Krebserkrankungen bei Erstdiagnose nicht mehr geheilt werden. Die Behandlunsdefizite bei diesen Patienten ergeben sich aus den besonderen Entwicklungen im gesundheitlichen Bereich.

Für einige Menschen mit Krebserkrankungen ist die verlängerte Lebenszeit und verbesserte Überlebenserwartung nicht immer mit einer verbesserten Lebensqualität verbunden, sondern mit einer Zunahme der physischen und psychischen Morbidität, mit Invalidität, Leid, Angst und sozialen Problemen, für die sich die Medizin oft nicht mehr zuständig fühlt.

„The paradox of health" ist dieses Phänomen von dem kanadischen Psychiater Barskey genannt worden. Die Menschen werden älter, überleben länger, werden aber im Laufe dieses langen Lebens immer häufiger und auch schwerer krank. Und jede potentiell tödliche Krankheit wird so behandelt, als müßte man damit den Tod besiegen. Die Einordnung des Todes als dem unausweichlichen Vollender des Lebens ist kein Thema der modernen Medizin und in der medizinischen Ausbildung. Der Tod selbst ist sozusagen zur schlimmsten Krankheit, zum ärgsten Feind geworden und muß entsprechend verhindert bzw. bekämpft werden.

Durch die Möglichkeiten des technisch Machbaren ist die Entscheidung über den Sterbezeitpunkt eines Menschen wie nie zuvor in den Verantwortungsbereich der Ärzte gelegt worden – zumindest in einem gewissen zeitlich begrenzten Rahmen. Der medizinische Fortschritt macht es immer schwieriger, daß Patienten sterben dürfen. Sterben wird medizinisch erst gestattet, wenn die Bereitschaft durch zunehmend riskantere und belastende Techniken den Tod hinauszuzögern, gebremst wird, was häufig mit einem Scheitern gleichgesetzt wird. Der Nutzen und der Sinn von Therapien im Grenzbereich zwischen Sterben und Tod wird oft kontrovers diskutiert.

Es sind nicht mehr die Krankheiten, die zum Tode führen, sondern die unzureichenden Behandlungsmöglichkeiten. So ist es auch nicht verwunderlich, daß medizinische Maßnahmen bzw. deren Komplikationen in einem nicht unerheblichen Maße Todesursache sind und zur Mortalität beitragen.

Eine Untersuchung in den USA zeigte, daß schon fast jeder 4. Todesfall durch medizinische Maßnahmen bzw. Komplikationen medizinischer Behandlungen mitbedingt ist. Sterbenskranke fühlen sich in einem solchen medizinischen System häufig nicht verstanden, ausgeliefert, sie sind nicht mehr Mitgestalter ihres Lebens, sondern Opfer ihrer Erkrankung. So wird trotz aller Bereitschaft zu hohem Risiko auch von Menschen mit fortgeschrittenen Tumorerkrankungen die Angst vor einem Leben des Nicht-sterben-dürfens häufig als schlimmer angesehen als die Angst vor dem Sterben bzw. Tod.

Es stellt sich die Frage, wie sterbenskranke Menschen nicht nur im Kampf gegen die Krankheit unterstützt sondern auch in der Auseinandersetzung mit Sterben und Tod begleitet werden können.

Je mehr die Grenzen medizinischer Behandlungen und auch die Auseinander-setzung um Formen der Sterbehilfe in den Blickpunkt geraten, um so bedeutsamer wird die besonders durch die Entwicklung der Palliativmedizin verbundene Neuorientierung dahingehend, daß Lebenssinn, -wert und Lebensqualität ein wichtigeres Kriterium für therapeutisches Handeln in der Medizin sind als Lebenszeit.

Palliativmedizin ist aktive Lebenstherapie und nicht – wie häufig verstanden – Sterbetherapie. Sie bewegt sich in einem Spannungsfeld zwischen einer durch optimale Symptomkontrolle für eine verbesserte Lebensqualität hin orientierten Intensivmedizin, die zwar den Tod als biologische Notwendigkeit anerkennt, ihm aber auch immer wieder entgegentritt, und einer auf ein friedliches und erträgliches "humanes" Sterben hin orientierten Abschiedsbegleitung, die dem Todesschicksal und der Erfahrung des Todes auch seine spirituelle Bedeutung zugesteht.

Das kann sie nur, wenn sie nicht nur den Betroffenen, sondern auch die trauernden Angehörigen immer wieder in Entscheidungssituationen mit einbezieht, ohne ihnen allerdings die Verantwortung aufzudrängen für das, was getan oder unterlassen wird. Palliativmedizin ist umfassende Begleitung des Lebens angesichts des Todes. Sie versucht, den „wilden" Tod der technisierten Medizin zu zähmen (Aries). Indem sie ihn erträglich und annehmbar macht, akzeptiert sie das Sterben als einen Teil des Lebens – und sie versucht vor allem auch, den Menschen in seiner Autonomie, Willens- und Selbstbestimmungsfähigkeit anzuerkennen.

Palliativmedizin benötigt wie kaum eine andere Disziplin eine Orientierung auf den Menschen in seiner Ganzheit, um ihm in seiner wohl wichtigsten Lebensphase beizustehen, nämlich der der existentiellen Auseinandersetzung und Bewußtwerdung des Todes. Sie versucht, im Dilemma zwischen medizinisch Machbarem und ethisch Vertretbarem den Menschen auf seiner letzten Wegstrecke als selbstbewußtes Subjekt mit einzubeziehen und für die gerade auch im Bereich der Palliativmedizin besonders deutlich sich manifestierenden ethischen Konflikte zwischen Leben, Interesse und Selbstbestimmung, zwischen Maximaltherapie, Therapiebegrenzung, Therapieverzicht und Therapieabbruch angemessene Lösungen zu finden. Nicht die Beurteilung einer Krankheitssituation bzw. Symptomkonstellation ist das wichtige, sondern die Konzentration auf das Wesentliche, auf die Frage: Was ist für diesen Menschen in dieser besonderen Lebens- bzw. Sterbesituation das Angemessene?

Ein Beispiel:

Im Sommer ist Corinna gestorben. Sie war 23 Jahre alt – so alt wie meine Tochter. Sie rief mich eines Sonntags an und fragte, ob sie denn kommen könne, wenn es ans Sterben ginge. Trotz Knochenmarkstransplantation, intensiver Chemo- und Immuntherapie konnte die Leukämie bei ihr nicht beherrscht werden, so daß man die Behandlung beendet hatte.

Wenige Tage später kam sie. Wir waren erschüttert und fassungslos als wir dieses blühende Leben erblickten. Sie sollte sterben – nein, das können wir nicht zulassen. Und wir begannen erneut die Infektion zu bekämpfen, die sie in den letzten Tagen geschwächt hatte. Ihre Eltern waren aus Süddeutschland angereist, pflegten und begleiteten sie und schöpften nochmals Hoffnung, als es Corinna etwas besser ging.

„Warum darf ich nicht sterben und warum macht ihr das?", fragte Corinna durchaus bewußt, daß die wenigen Tage, die sie gewann, für sie ohne Perspektive waren. Ich sagte: „Es ist nicht so leicht, einen Menschen sterben zu lassen, der mich so an meine Tochter erinnert – ich denke, Du hast noch Zeit." Und ich las ihr ein Gedicht aus den Sonetten an Orpheus vor und sprach mit ihr über die Bedeutung, die Rosen für Rilke hatten.

In den nächsten Tagen hatte sie viel Besuch, Freunde und Freundinnen aus der Schulzeit, sie führte lange Gespräche mit ihren Eltern – sie malte ein Bild mit Rosen und überlegte sogar nochmals nach Hause zu gehen. Und ungeduldig fragte sie mich immer wieder: „Wann ist es denn soweit?" Ich konnte ihr keine Antwort geben.

Dann fragte ich sie, ob sie denn einen Wunsch an den Tod habe. Und sie erzählte mir von ihrem jüngeren Bruder, der vor einigen Jahren an der gleichen Krankheit gestorben war und wie sie damals Trauer erlebt hatte aber auch Erleichterung, wie er nach langer Qual schließlich doch gestorben sei. Und sie sagte: „Eigentlich möchte ich leben und eigentlich möchte ich zu ihm." Wenige Tage später ist sie gestorben, ruhig und gewiß – wie ich es selten bei einem jungen Menschen erlebt habe. Die Erfahrung der Trauer, aber auch die Stärke der Hoffnung hatte ihre Angst vor dem Sterben gemindert.

Krebsmedizin 2000 – welchen Stellenwert hat die anthroposophisch erweiterte Medizin? Trotz aller Erfolge werden gerade bei Menschen mit fortschreitenden Krebserkrankungen immer wieder die Grenzen der naturwissenschaftlich begründeten Medizin aufgezeigt. „Eigentlich hätte der- oder diejenige doch geheilt werden müssen?" Oder: „Weshalb ist plötzlich doch die oder eine andere Komplikation aufgetreten, die wir nicht erwartet hätten?"

Um Menschen mit fortschreitenden Krebserkrankungen umfassend begleiten zu können, wird nicht nur ein erweitertes Verständnis von Kranksein und Gesundheit sondern auch ein erweitertes Therapieverständnis benötigt. Ein Verständnis, das nicht nur naturwissenschaftlich pathophysiologsich orientiert ist, sondern das auch die spezifische biographische Entwicklung und die schicksalsmäßige Wirklichkeit eines Menschen und vielleicht sogar den Sinn seiner Krankheitsentwicklung mit zu erkennen versucht und in der Behandlung berücksichtigt.

Der Widerspruch der Medizin, daß sie sich einerseits – wie Claude Bernard im letzten Jahrhundert schon feststellte – nur als Wissenschaft im Rahmen statistischer Ergebnisse realisieren läßt, andererseits individuelle menschliche Entwicklungen nur bedingt im Rahmen kalkulierbarer und prognostizierbarer Gesetze vorhersehbar sind, erfordert für den Einzelfall eine menschenkundliche Orientierung und Methodologie um dem Einzelfall in seiner konkreten Lebens- und Leidenssituation gerecht zu werden.

Besonders dann, wenn die statistischen Erfolgsaussichten einer Behandlung immer geringer werden, wird es in der individuellen Arzt-Patienten-Beziehung wesentlich darum gehen, eine Erkenntnis- und Urteilsbildung zu entwickeln, die auf dem Weg des intuitiven Denkens eine der individuelle Wirklichkeit und biographischen Entwicklung des kranken Menschen angemessene Sinnfindung und partnerschaftliche Begleitung ermöglicht.

Durch die anthroposophische Methode zur Menschenerkenntnis wurden wesentliche Anregungen gegeben, die ein erweitertes Verständnis von Krankheit und Gesundheit, Kranksein, Sterben und Tod ermöglichen, wobei es in der anthroposophischen Menschenkunde allerdings nicht um ein Bekenntnis, sondern um eine Erkenntnismethode geht. Sie erlaubt es, das Wesentliche für diesen besonderen Menschen in dieser besonderen biographischen Lebens-, Krankheits- und Leidenssituation zu erkennen.

Therapieüberlegungen und -entscheidungen beim krebskranken Menschen – aber eigentlich grundsätzlich auch bei allen Kranken – orientieren sich häufig an den Möglichkeiten des technisch (operativ, chemo-, strahlentherapeutisch etc.) Machbaren. Indem überlegt wird, was mit dem speziellen Wissen und den speziellen technischen Fähigkeiten noch gemacht werden kann, entzieht man sich der Frage, was für diesen Menschen gut oder richtig ist.

Gerade beim sterbenskranken Menschen geht es jedoch weniger um die Frage, welche technischen Möglichkeiten es noch gibt, einer Krankheit oder Symptomen mit immer geringer werdenden Aussichten auf Erfolg entgegenzutreten, sondern darum, den kranken Menschen in seiner existentiellen Auseinandersetzung mit Tod und Sterben individuell zu verstehen und angemessen zu begleiten.

Das in einer therapeutischen Beziehung nur gemeinsam mögliche Erkenntnisringen und angemessene Tun, das auch ein Verzichten oder Unterlassen sein kann, bedeutet aber auch – besonders dann, wenn in fortschreitender Krankheitssituationen die Selbstbestimmungsfähigkeit eingeschränkt wird –, Verantwortung für das Lebensschicksal bzw. für den letzten Lebensweg dieses Menschen mit zu tragen und gerade nicht, ihn in seinem Schicksalsweg allein zu lassen.

Die Begriffe und Kategorien mit denen in der heutigen medizinischen Wissenschaft Erkenntnisse angestrebt werden, beruhen nach naturwissenschaftlichem Verständnis auf der Annahme, daß Biochemie und Pathophysiologie das Wesentliche einer Krankheit darstellen. Die Methodologie der heutigen Therapieforschung läßt den Menschen außer Betracht.

Trotz aller methodologischen und ethischen Kontroversen gelten randomisierte, placebokontrollierte Doppelblind-Studien als der goldene Standard für die Entwicklung der sog. Evidence Based Medicine.

Ein Manko der Evidence Based Medicine ist jedoch, daß sie die statistische Wahrscheinlichkeit von Beobachtungsergebnissen zur Grundlage von Therapieentscheidungungen zu machen versucht und damit eigentlich einer erkenntnistheoretischen Betrachtungsweise im Einzelfall entgegensteht.

Zu fragen ist deshalb, ob diese nicht durch eine sich an der Wesenheit des individuellen Menschen orientierenden Medizin, Cognition Based Medicine ergänzt werden muß, einer Medizin, die durch Denken und Beobachten gerade auch die Erfahrungen und Erkenntnisse, vielleicht sogar Weisheit miteinbezieht, die Ärzte täglich am einzelnen Patienten am sog. Einzelfall machen. Das aber bedeutet auch, daß Erkenntnis orientierte individuelle Therapie nicht von der personalen Beziehung getrennt werden kann, die Arzt und Patient als Subjekte miteinander verbindet.

Die Anerkennung und Einordnung des Todes in der Medizin ist eine Aufgabe, die einer Anstrengung bedarf, zu der die wenigsten bereit und fähig sind bzw. vorbereitet werden. Der Kampf gegen den Tod läßt vergessen, daß auch die Ermöglichung des Sterbens eine fundamentale und berechtigte Aufgabe der Medizin ist, allerdings nicht indem das Handeln daraufhin gerichtet wird, sondern in dem Ärzte sich beschränken. Es wird vom würdigen Tod gesprochen, aber weiß man wirklich, was Würde für den einzelnen Sterbenden eigentlich bzw. auch ganz konkret bedeutet?

Anerkennung, weitgehende Autonomie, Respekt, körperliche und vor allem orale Hygiene, adäquate Schmerzlinderung, geistige Klarheit, Kommunikatiosfähigkeit, eine vertraute Umgebung usw. Aber Würde kann auch tapferer, manchmal auch verzweifelter Kampf gegen das Unausweichliche bedeuten. Für Sterbende beinhaltet Würde häufig etwas anderes als für Angehörige, Pflegende und Helfer.

Die meisten Krankenhäuser und Heime sind für die besonderen Belange sterbender Menschen und ihrer Angehörigen nicht vorbereitet, es fehlt an geeigneten Räumen, in der Begleitung des Sterbens und an in Trauerbeistand erfahrenen Menschen - vor allem aber an Zeit. Abschied braucht Zeit – nicht nur vor dem Tod, sondern vor allem auch in der ersten Zeit nach dem Tod. Während Sterbende Nähe brauchen, müssen Trauernde Distanz finden.

Die Waschung und letzte Pflege eines Verstorbenen und auch die erste nachtodliche Begleitung im Aufbahrungsraum ist für viele Angehörige eine wichtige Hilfe, die Verlusterfahrung anzunehmen und sich an eine Welt anzupassen, in die der Verstorbene nicht zurückkommt.

Ein Beispiel:

Frau I. K., Mutter von vier schon erwachsenen Kindern, konnte in den letzten Monaten fast nur noch unter extremer physischer Anstrengung mit Sauerstoffmaske leben. Die Kortisontherapie und andere Medikamente hatten zu einer extremen Aufgedunsenheit ihres Körpers geführt, so daß sie sich selbst kaum noch wiedererkannte, sie konnte sich kaum noch bewegen, auch im Bett war sie nur mir Mühe zu lagern. Ihr Körper war aufgrund einer erhöhten Blutungsbereitschaft von Hämatomen übersät.

Der Stoffwechsel war durcheinandergeraten und es bestand der Verdacht auf einen Abszeß, der eigentlich operiert werden mußte. Die Behandlung jedes einzelnen Teils ihrer Erkrankung war mit ungeheuren Belastungen verbunden, so daß wir uns immer wieder fragten, wie viel zu tun sei - und wieviel wir ihr zumuten könnten.

Maximaltherapie – Therapiebegrenzung – Therapieverzicht – Therapieabbruch? Sie sei bereit zu sterben, gestand sie. Aber die Zeit, jeder Augenblick werde immer wertvoller für sie, weil sie alles so intensiv erlebe: Jeder Sonnenstrahl, das Zwitschern der Vögel, Musik, Gedichte und auch Süßigkeiten, jede kleinste Aufmerksamkeit, die Anwesenheit der Kinder erfülle sie mit ungeheurer Dankbarkeit und Glück. Es war ein langer Abschied und kein friedliches Sterben, das besonders auch geprägt war durch die Angst vor dem Ersticken, die wir einfühlsam zu lindern versuchten.

Die 18jährige Tochter schrieb uns wenige Tage nach dem Tod ihrer Mutter einen Brief:

„Ihr Leben, was auch die lange Abschiedsphase bei Euch beinhaltete, hinterließ Spuren, ganz individuelle Spuren, die viel bedeuten und vielleicht auch Zeit zum Begreifen brauchen.

Ich möchte Euch danken, besonders dafür, daß sie so würdevoll sterben durfte. Sie war eine würdevolle Frau und so starb sie auch. Ich glaube, daß wir großes Glück haben, den Tod auf diese Weise zu erleben. Sie war von Liebe erfüllt, das sieht man auf ihrem wunderschönen Gesicht. Es war mir sehr wichtig, sie noch zu berühren und ihre noch warme und weiche Haut zu spüren.

Auch das Waschen und Einölen ihres Körpers, das mit ihr Sprechen und das Streicheln und Küssen ihres „dagebliebenen Hauses“ hat mir sehr geholfen. Heute war ich noch mal bei ihr. Der Aufbahrungsraum ist sehr schön. Ich habe bis heute nicht geglaubt, daß es eine so runde, wunderbare Harmonie gibt auf der Welt, wie ich sie heute bei ihr gefühlt habe.

Euch möchte ich danken, daß ihr uns geholfen habt, den Abschied intensiv genug zu machen. Es ist alles gut und richtig, wenn auch mehr als schwer, anstrengend und vor allem traurig.“

Sterbeerfahrungen wie diese sollten auch ein wichtiges Element einer zukünftigen Medizin sein. Trotz aller ökonomischen Zwänge im Gesundheitswesen sollte auch die Begegnung und der Umgang mit Trauer und Tod ein integraler Bestandteil der Gesundheitsversorgung sein. Eine menschengemäße Sterbebegleitung ist sicherlich auch ein Gradmesser für die soziale Kultur einer Gesellschaft, in dieser Hinsicht besteht bei uns sicherlich noch Entwicklungsbedarf.

Home Care 2000

Bernd-R. Suchy

Nur wer die Geschichte kennt, kann Zukunft gestalten. Man kann versuchen sie zu planen, jedoch eine Voraussage ist, auch bei Kenntnis von Trends, nicht möglich. Dieses hat die jüngere Deutsche Geschichte mit dem Fall der Mauer in erfreulicher Weise demonstriert.

Die zukünftige Entwicklung bleibt der Beantwortung der dann anstehenden politischen Fragestellungen vorbehalten, z. B. der ethnisch/sozialen Probleme: die Bevölkerungsdichte kann in Deutschland nur durch Einwanderer aufrechterhalten werden (Rußland, Nordafrika). Verschiebung der Lebensarbeitszeit und deren Organisation, um nur zwei schwerwiegende Probleme zu nennen.

In diesem Artikel kann nur aufgezeigt werden, was in nächster Zeit medizinisch und gesundheitspolitisch für die Versorgung chronisch krebskranker Patienten getan werden sollte.

1860 wurde in England die erste Krebsstation eröffnet. 1965 wurden in den USA auf Grund des politischen Druckes einer Patientenorganisation, der insbesondere Rechtsanwälte angehörten, die ersten intensiven Betreuungen von finalkranken Patienten mit Krebs zu Hause begonnen.

1992 wurde nach intensiver zweijähriger theoretischer Diskussion (Jazbinsek, Public Health und Suchy, Onkologische Schwerpunktpraxis OSP) und zäher bürokratischer Vorbereitung Home Care später „Home Care Berlin" (HCB) gegründet, eine ausschließlich im niedergelassenen Bereich entwickelte Versorgungsstruktur für finalkranke Patientinnen/en mit Krebs.

Sie verbindet die bereits zur ambulanten Versorgung gehörenden Strukturen niedergelassener Hausärzte (HA/Ä) und onkologischer Fachpraxen (OSP) durch einen für beide arbeitenden Arzt zur Versorgung finalkranker Krebspatienten zu Hause. Der Home-Care-Arzt (H CA/Ä) soll ausschließlich auf Überweisung des HA in Aktion treten. Er ist für die Patienten zuständig, deren Versorgung eine lange Hausbesuchszeit, über das Maß hinausgehende ärztliche Betreuung (Flüssigkeitsubstitution, Schmerzeinstellung mit Morphinen, parenterale Ernährung) beinhalten oder eine darüber hinausgehende Angehörigenbetreuung erfordert. Er leitet die pflegende Sozialstation an, damit hier nicht unnötige intensivpflegerische oder vernachlässigende Momente eintreten.

Der HCA/Ä muß wegen der fachlichen Kompetenz in der Versorgung von Patienten mit Krebs immer an eine OSP assoziiert sein, er kann nicht losgelöst alleine arbeiten. Hierin unterscheidet sich Home Care Berlin von allen firmenbezogenen Home-Care-Betreuungen.

1993 wurde zur Unterstützung der gemeinnützige Home-Care-Verein gegründet. Bis Ende 1998 wurde ein für Berlin fast flächendeckendes Versorgungsnetz aufgebaut.

Was wurde erreicht?

Nach Beendigung des Modellversuches 1995 wurden im Rest des Jahres 95 Patienten versorgt, 1998 waren es bereits 990. Es wurden die Verläufe dieser Patienten statistisch hinsichtlich tumorbezogener Finalbetreuungsdauer, Kosten (z. T.), Medikamentenverbrauch, Pflegeeinsatz, Arztbesuch usw. ausgewertet. Von diesen insgesamt 2243 Patienten konnten 73% gemäß ihres Wunsches auch die letzten Tage ihres Lebens zu Hause verbringen. Notwendige Krankenhausverweildauern lagen bezogen auf das gesamte Kollektiv bei 1,8 Tagen /Patient.

Die Auswertung der Vergleichskosten Krankenhaus zu Home Care Berlin, die auf Grund anonymisierter Daten, die von dem Leiter der AOK Herrn Müller zur Verfügung gestellt wurden, zeigten eine deutlich kosteneffizientere Finalbetreuung im Home-Care-Bereich als im Krankenhaus. Statistische Daten können im Home-Care-Verein eingesehen werden.

Hinsichtlich der Kosten sind die Aussagen über exorbitante Kosten in der letzten Zeit des Lebens eines Menschen bei sinnvoller Ausnutzung der vorhandene Möglichkeiten, in das Reich der Legende zu verweisen, wie das auch schon K. Foley, Leiterin des palliative care centers am Memorial Sloane Kettering Cancer Center, tat (Cancer Letters, 1997).

An weiteren Tätigkeiten wurde der nationale Vergleich häuslicher Versorgungsstrukturen im Februar 1997 und ein europäischer Vergleich, bei dem die Kassen die KVB und die Ärztekammer als Zuhörer eingeladen waren, im September 1997 abgehalten. Hier konnte gezeigt werden, daß HCB als eine sich im europäischen Versorgungverbund gleichwertige Versorgungsstruktur erwiesen hat.

Ausblick

Die medizinische ganzheitliche Versorgung der an Krebs chronisch erkrankten Menschen erfordert auf Grund der begrenzten menschlichen Ressourcen (Ausbildung, Verlust der Einzelkompetenz des Arztes durch notwendige Multidisziplinarität, Sicherheit in der Versorgung, die wohnortnah sein sollte), der Zunahme der Krebserkrankungen und der finanziell begrenzten, neue, die alten Strukturen einbeziehende Möglichkeiten.

Es bedarf äquivalenter ambulanter/stationärer und Patienten gesteuerter Organisationsformen, die miteinander diese Probleme professionell angehen. Hier ist die Aussage „Tattersalls tending loving care change to expert loving care" eine fundamental richtungsweisende. Ob und wie diese Zukunftsprobleme gelöst werden, ist von der politischen Rahmen- und Gesetzesgestaltung in Deutschland und von den europäischen Vorgaben abhängig.

Deutschland hat als einzige Nation eine Solidarfinanzierung (Krankenkassen), die über 80% der Versorgung bei Krankheit bezahlt, alle anderen europäischen Nationen bestreiten die Kosten zu mehr als 70% aus dem Steueraufkommen, was die Verteilung der finanziellen Güter ungleich schwieriger macht.

Sollte es den Verantwortlichen mit der qualitativen Medizinversorgung ernst sein, ist das paritätische Zusammenwirken der Politik, der professionellen Versorgungsmedizin ambulant/stationär und der Patientenorganisation unabdingbar. In der Onkologie hat sich in den letzten 20 Jahren gezeigt, daß sich für 50% der Patienten der Versorgungsanspruch Heilung zur umfassenden medizinischen Fürsorge (cure to comprehensive care) gewandelt hat. Nur wenn diesem Aspekt von allen an der Versorgung der an Krebs chronisch erkrankten Patienten Rechnung getragen wird, ist ein mögliches, ein menschliches und damit ein gutes Versorgungssystem in Deutschland gewährleistet.

Nichts ist schlimmer, als wenn fachlich fernstehende Spezialisten meinen, auch in anderen Bereichen fachkompetent mit zu bestimmen. Der Versorgungsarzt sollte die Notwendigkeiten vorgeben, der Kassenfunktionär sich über die Bezahlbarkeit Gedanken machen und der Politiker die sich daraus ergebenden Richtlinien erlassen, mit der Bereitschaft, sie jederzeit zum Wohle der Patienten zu ändern. Von der Politik muß in nächster Zeit die Möglichkeit der Verknüpfung gemeinnützig zu profitorientierter Organisation besser gesetzlich gelöst werden, wie dieses in USA zuletzt gezeigt wurde, an der Verbindungsmöglichkeit von „profit und non profit"-Zentren.

Aufgaben der onkologischen Tagesklinik

Petra Devigne

Bei der onkologischen Tagesklinik im Universitätsklinikum Charité, Campus Mitte, handelt es sich um eine interdisziplinäre Tagesklinik. Für die Patienten der Strahlentherapie stehen fünf Betten bzw. fünf Liegeplätze zur Verfügung, zwei Krankenschwestern betreuen täglich ca. zehn Patienten. In der Hämatologie/Onkologie gibt es zusätzlich acht Betten bzw. Liegeplätze, drei Krankenschwestern können maximal 16 Patienten pro Tag betreuen. Je ein Arzt aus den verschiedenen Fachrichtungen ist immer in Rufbereitschaft.

Im vergangenen Jahr 1998 wurden 22 Patienten pro Tag betreut, 11,1 Patienten für die Strahlentherapie und 10,9 im Bereich Hämatologie/Onkologie. Insgesamt wurden 1998 5534 Behandlungen durchgeführt. Davon erfolgten 2212 Behandlungen in der Strahlentherapie. 269 Patienten waren in teilstationärer Betreuung. Davon kamen 99 Patienten regelmäßig zur Chemotherapie, zum Beispiel alle drei Wochen.

105 Patienten waren in Dauerbehandlung über einen Zeitraum von 5–6 Wochen und erhielten z. B. eine kombinierte Strahlen-Chemotherapie. 65 Patienten kamen nur einmal zu einem diagnostischen bzw. therapeutischen Eingriff oder es handelte sich um eine Notfallbehandlung.

Es werden Patienten mit kolorektalem Karzinom, Mammakarzinom, Bronchialkarzinom, HNO-Tumoren, Hirntumoren oder Lymphomen, aber auch Patienten nach Knochenmarktransplantation oder Stammzelltransplantation behandelt.

Die Aufgaben der Tagesklinik sind:

1. Überwachung der Strahlen- und Chemotherapie, Pflege und Überwachung nach therapeutischen und diagnostischen Eingriffen, z. B. nach Lumbalpunktion, Aszitespunktion, Knochenmarkpunktion
2. Pflege und Überwachung nach Afterloading-Therapie, Hyperthermie oder Stereotaxie, Behandlung und Prophylaxe nach therapiebedingten Nebenwirkungen, wie Übelkeit und Erbrechen oder akute Strahlenreaktion
3. Pflege und Ernährung von Patienten mit einer PEG (Perkutane Endoskopische Gastrostomie) oder einem ZVK, Übernahme der Therapie von ambulanten Patienten mit verschlechtertem Allgemeinzustand
4. Notfalltherapie und Überwachung bis zur Verlegung des Patienten, psychische Betreuung während der Therapie und andere supportive Maßnahmen.

In der Tagesklinik soll sich jeder wohlfühlen. Es liegen Zeitschriften aus, viele Patienten bringen sich zum Lesen auch selbst ihre Bücher mit. Wenn manche Patienten länger als bis zu vier Stunden bleiben, können sie ein Frühstück und/oder ein Mittagessen bekommen, das in einem gemeinsamen Aufenthaltsraum eingenommen werden kann. Außerdem werden bis zu zweimal täglich psychotherapeutische Behandlungen angeboten.

Ein Psychologe betreut die Patienten, wenn sie es wünschen. Die Sozialarbeiterin berät sie beim Ausfüllen von Fahrkostenanträgen oder Anträgen auf eine Anschlußheilbehandlung nach Strahlen- oder Chemotherapie.

Regelmäßig werden interne Fortbildungen durchgeführt und externe Fortbildungen besucht, um die Qualifikation des Pflegepersonals zu gewährleisten. Die Weiterbildung zur „Krankenschwester für Onkologie" hat dabei einen ganz besonderen Stellenwert.

Zusammenfassung

Eine onkologische Tagesklinik hat viele Vorteile. Durch die Verkürzung des Klinikaufenthaltes können Kosten eingespart werden. Der Patient kann die meiste Zeit in seiner gewohnten häuslichen Umgebung bei seiner Familie bleiben. Einige Patienten sind sogar ohne Unterbrechung weiter berufstätig. Dadurch wird die Lebensqualität verbessert. Bei optimaler medizinischer Betreuung ergeben sich praktisch nur Vorteile für die Patienten.

Die Aufgaben der Palliativstation

Peter Petry

Im Gegensatz zum Hospiz ist die Palliativstation keine Langzeitpflegestation und auch keine Finalpflegestation. Ziel ist es, die Patienten in möglichst kurzer Zeit wieder in ihre alte Umgebung zurückzubringen.

Die Ziele der Palliativstation sind nicht Bestandteil der kurativen Medizin, die auf Heilung ausgerichtet ist, sondern Linderung der Beschwerden, wie Schmerzen, Übelkeit, Durchfall, Atemnot, wobei die Schmerzen immer an erster Stelle stehen. Die meisten Patienten kommen wegen einer Schmerztherapie.

Ein weiteres Ziel ist die Erhaltung bzw. Verbesserung der Lebensqualität, Bewahrung der Autonomie und Individualität.

Wichtig ist die Absage an aktive Sterbehilfe.

Psychologen und Geistliche kommen zweimal in der Woche, einmal der katholische, einmal der protestantische Pfarrer zur Gesprächstherapie. Gespräche führen natürlich der Stationsarzt ebenso wie die Krankenpfleger. Das große Ziel bleibt die Entlassung der Patienten in die häusliche Umgebung, was oft zum Problem wird. Natürlich haben die Patienten davor Angst. Daher ist es wichtig herauszufinden,warum sie diese Angst haben, warum sie die Schmerzen nicht akzeptieren, warum sie die Krankheit nicht akzeptieren.

Die Patienten haben immer einen Ansprechpartner. Wenn sie Schmerzen haben, ist immer jemand da. Dies muß auch gewährleistet sein, wenn sie wieder zu Hause sind. Deshalb klärt das Krankenpflegepersonal alle Probleme gemeinsam mit den Patienten und suchen zusammen einen Home-Care-Arzt aus, der die medizinische Betreuung zu Hause übernimmt. Für die Pflege wird eine Pflegestation gesucht, welche sie zu Hause betreut. Die Pflegestation kommt meistens zu den Patienten, wenn sie noch auf der Palliativstation sind, und bespricht mit ihnen, welche Hilfen sie wann zu Hause brauchen, z. B. Spritzen oder parentereale Ernährung. Falls weitere Hilfsmittel gebraucht werden, kann auch ein Sozialdienst informiert werden, um andere Dinge wie ein Spezialbett, einen Rollstuhl, einen Nachtstuhl oder Inhalatoren zu besorgen.

Die Patienten können nicht ohne ihr soziales Umfeld gesehen werden, d. h. ohne ihre Angehörigen. Die Angehörigen leiden genauso wie der Patient, manchmal sogar noch mehr. Angehörige und Patienten müssen miteinander ins Gespräch gebracht werden. Es darf nicht ohne den Patienten mit den Angehörigen gesprochen werden, vor Allem nicht gegen seinen Willen. Denn am wichtigsten ist, was der Patient will.

Eine weitere Betreuung für die Angehörigen kann durch die Angehörigengruppe erfolgen, die von einer Psychologin sowie einer Krankenschwester geleitet und organisiert wird. In der Gruppe wird über die Akzeptanz des Todes, über Sterbebegleitung und Trauerunterstützung diskutiert. Am wichtigsten ist es aber, daß der Patient sich wohlfühlt. Dazu bedarf es des gegenseitigen Vertrauens.

Hilfreich ist es, vollkommen offen und ehrlich zueinander zu sein. Wenn dem Patienten vorgegaukelt wird „das wird schon wieder“ oder „warten Sie am besten morgen ab“, ist das unglaubwürdig.

Es kann dem Patienten nicht versprochen werden, daß die Schmerzen durch die Behandlung vollkommen verschwinden, jedoch, daß alles getan wird, um die Schmerzen wenigstens erträglich zu machen.

Es gelingt nicht immer, daß die Patienten wieder nach Hause entlassen werden können. Nur 70–75% der Patienten gehen wieder nach Hause und werden dort von einer Sozialstation und einem Home-Care-Arzt betreut.

Die Umgebung wird für Patienten möglichst angenehm gestaltet, auf der Palliativstation soll möglichst keine Krankhausatmosphäre sein. Sie wurde eingerichtet mit Holzbetten, Holztischen, auch Holznachttischen, es gibt Übergardinen, Holzwandschränke, Bilder, also wenig Weißes. Selbstverständlich kann auch jeder Patient seine eigenen Bilder aufhängen.

Der Gemeinschaftsraum ist wie ein Wohnzimmer eingerichtet. Morgens und abends werden dort die Mahlzeiten gemeinsam eingenommen, d.h. Patienten mit dem Pflegepersonal, dem Pfarrer, den Ärzten, vorausgesetzt, der Patient will es. Wenn ein Patient es nicht will, dann kann er in seinem Zimmer essen, der Wille des Patienten ist entscheidend. Es wird auch mit und für die Patienten gekocht.

Patienten, die nicht aufstehen können, werden mit dem Bett ins Wohnzimmer gefahren, natürlich nur, wenn sie es wollen. Das Essen in der Gemeinschaft hat für viele eine große Bedeutung. Mittags ist es allerdings nicht so, die meisten wollen dann in ihren Zimmern allein essen. Aber nachmittags es gibt es Verabredungen von Patienten untereinander, sich im Wohnzimmer zu treffen.

Sehr wichtig ist es, sich für die Patienten ausreichend Zeit zu nehmen, persönliche Konflikte zu verarbeiten. Hilfen bei Gesprächsführung bieten der Pfarrer, das Pflegepersonal, der Psychologe und der Arzt. Ziel der Gespräche ist es, die Fähigkeit zu erlernen, loslassen zu können. Das kostet viel Zeit. Der Patient darf um die Zeit, die ihm noch verbleibt, nicht betrogen werden. Er braucht die Zeit dringend für sich selbst, sie muß ihm auch gegeben werden.

Wenn die Patienten nach Hause entlassen werden, bleiben die Mitarbeiter der Palliativstation immer für sie erreichbar. Wenn die Schmerzen schlimmer werden oder die Therapie nicht mehr greift, können sie auch jederzeit wieder zurückkommen. Das beruhigt sie.

Das größte Problem bei der Entlassung sind manchmal die Angehörigen, die oft mehr Angst haben als die Patienten selbst. Deshalb sind sie auf der Station in die Pflegebetreuung mit einzubeziehen. Da es keine festen Besuchzeiten gibt, können sie kommen und gehen, wie sie wollen. Sie können sogar nachts bleiben. Je mehr sie da sind, desto mehr können sie eingeführt werden in die Praxis der Pflege. Nach anfänglicher Angst, geht das meistens auch ganz gut.

Es passiert oft, daß Patienten nach Hause entlassen werden und sie am nächsten Tag wieder da sind. Da war die Angst zu groß. Dann bleiben sie noch einige Zeit auf der Station, und irgendwann wollen sie endgültig nach Hause, um dort zu sterben. Und das ist dann auch für sie das Richtige.

Was passiert, wenn ein Patient auf der Station verstirbt?

Die Angehörigen sind immer dabei, falls sie nicht da sind, oder nicht schnell genug kommen können, bleibt das Pflegepersonal im Zimmer. Sterbende Patienten dürfen nicht allein gelassen werden, es sei denn, daß sie das ausdrücklich selbst wünschen. Wenn möglich, bleibt die Pflegekraft so lange im Zimmer, wie von den Angehörigen noch jemand da ist. Die Angehörigen entscheiden, wie lange die Verstorbenen auf der Station bleiben. Verwandte müssen genug Zeit haben, in Ruhe Abschied nehmen zu können. Die Angehörigen sollten auch nach dem Tod betreut werden, falls sie es wünschen, zum Beispiel in der Angehörigengruppe, wo sie ihre Erfahrungen auszutauschen können.

Die Entwicklung zeigt, daß immer mehr Palliativbetten benötigt werden.

Pflege in der Strahlentherapie

Beate Dittmann

Die strahlentherapeutische Station der Klinik für Onkologie der Charité Campus Mitte verfügt über 25 Planbetten. Betreut werden Patienten mit Tumoren aus allen Fachbereichen. Ein Schwerpunkt der Tätigkeit ist die Hautpflege im Bestrahlungsfeld.

Ist die Haut auch nicht das Zielorgan der Bestrahlung, so muß sie dennoch durchstrahlt werden, um tiefere Strukturen zu erreichen. Somit wird die Hautpflege zu einem der größten Pflegeprobleme. Die Gewebeveränderungen werden beeinflußt durch verschiedene Arten der Bestrahlung, fraktionierte und hyperfraktionierte Strahlentherapie.

Fraktioniert bedeutet im übertragenen Sinn, „die heiße Suppe nicht auf einmal essen, sondern vorsichtig über mehrere Wochen teelöffelweise zu sich nehmen". Dadurch können sich die gesunden Zellen zwischen den Bestrahlungssitzungen immer wieder erholen, während der Schaden am Tumorgewebe irreversibel zunimmt.

Bei *Hyperfraktionierung* wird im Vergleich zur konventionellen Fraktionierung eine um 5–20% erhöhte Gesamtdosis in der gleichen Gesamtbehandlungszeit appliziert. Um die Behandlungszeit nicht zu verlängern, wird zweimal pro Tag bestrahlt, wobei mindestens ein Zeitintervall von 6 Stunden zwischen den Bestrahlungen eingehalten werden muß.

Eine weitere Behandlungsform ist die *kombinierte Radiochemotherapie.* Über den gesamten Zeitraum der Bestrahlung erfolgt die kontinuierliche Gabe eines bestimmten Cytostatika, z. B. beim Rektumkarzinom das Cytostatikum 5-FU.

Welche Probleme ergeben sich für das Pflegepersonal?

Bei der Pflege bestrahlter Hautstellen gibt es folgendes unbedingt zu beachten: Es sollten keine Injektionen in den Muskel oder unter die Haut gegeben werden, Pflaster, entfettende oder reizende Mittel sollten nicht angewendet werden, Hitze und Kälte vermieden werden.

Der Patient muß die Informationen erhalten, die für ihn wichtig sind: Sonneneinstrahlung vermeiden, lockere Kleidung tragen, die nicht scheuert, bei einer Bestrahlung im Gesichtsbereich nicht naß rasieren. Die Grundregel ist, daß die Haut solange wie möglich trocken und geschlossen bleiben soll, um Infektion, Schmerz und ein verändertes Körperbild zu vermeiden.

Ein Patient z.B. mit einen HNO-Tumor kann alle 4 Stadien der Hautreaktionen durchlaufen. Zur Propylaxe erhält er gleich am 1.Tag der Bestrahlung Puder mit starker Kühlwirkung, sowie gutem Feuchtigkeitsbindevermögen (z. B Azulon-Puder).

Im Stadium I mit einem Erythem und einer entzündlichen Rötung des Bestrahlungsfeldes, ähnlich wie bein Sonnenbrand ersten Grades, reicht noch täglich mehrmals pudern mit Azulon.

Beim Stadium II kommt es zusätzlich zur Entzündungsreaktion im bestrahlten Hautareal zur trockenen Abschuppung oder trockenem Schälen der obersten Hornschicht der Haut, der Patient leidet oft an Juckreiz oder leichtem Brennen. Bei trockener Schuppung wird auch hier Azulonpuder verwendet. Wenn Juckreiz vorhanden ist, kommen leicht fettende Salben wie z. B Bepanthen zum Einsatz, niemals aber beides gleichzeitig.

Das Stadium III ist gekennzeichnet durch Entzündungsreaktionen, einem Erythem mit Blasenbildung entsprechend eines Sonnenbrandes Grad 3 oder nässenden Hautreaktionen, die zur Verkrustung neigen. Da die Zellen der Epidermis zu diesen Zeitpunkt nicht ersetzt werden, wird die Dermis offengelegt und produziert seriöses Sekret. Der erlittene Hautschaden ist teilweise reversibel. Bei nässenden Reaktionen darf kein Puder mehr verwendet werden. Es kann weitere mechanische Hautreizungen sowie ein infektions- und pilzförderndes Wachstumsmedium verursachen und einen unangenehmen breiartigen Belag hinterlassen. Fettende Salben sollten ebenfalls nicht benutzt werden, da es zum Hitzestau kommt und den Juckreiz und das Brennnen auf der Haut verstärkt. Gute Erfahrungen liegen auf der Station mit der Standardrezeptur Linimentum aquos SR vor. Sie hat einen geringen Fettanteil und der Patient gibt eine angenehme kühlende und hautentspannende Empfindung an. Bei stark nässenden Reaktionen erhält der Patient zusätzlich mehrmals täglich feuchte Umschläge mit Aqua.

Im Stadium IV gibt es Nekrosen und Ulzerationen, die Haut ist irreversibel geschädigt. Dieses Stadium ist durch eine kontrollierte Therapie und Pflege vermeidbar.

Ein weiterer Schwerpunkt der Arbeit ist die spezielle Mundpflege bei Bestrahlungen im Kopf- und Halsbereich. Die allgemeinen Nebenwirkungen sind: Mundtrockenheit, Schluckbeschwerden, Geschmacksverlust (erst bitter und sauer, später süß und salzig) und Speichelverminderung. Dadurch haben die meisten Patienten einen reduzierten Appetit, was im allgemeinen zum Gewichtsverlust führt.

Die Mundschleimhaut muß feucht, sauber und ohne Nahrungsreste gehalten werden. Infektionen sollten verhindert oder frühzeitig erkannt und behandelt werden. Patienten sollten über Mund- und Zahnhygiene informiert werden. Dazu dient eine Anleitung zur Selbstpflege (Pflegestandard Nr. 6 der Charité).

Um die Mundschleimhaut solange wie möglich gesund zu erhalten, wird der Patient vom Beginn der Bestrahlung an zusätzlich mit einer speziellen Mundspüllösung behandelt. Diese spezielle Mucositislösung ohne Alkohol wird in der Apotheke hergestellt und beinhaltet die Wirkstoffe Dexpanthenol und Amphomoronal. Zu den weiteren Standardmedikamenten nach ärztlichen Anordnungsstandard gehören: Panthenol Lippensalbe, Elmex Gel (zur Zahnpflege), bei Mundtrockenheit Oral Balance.

Bei einer Mucositis Grad I mit deutlicher Rötung und beginnender Ödembildung werden die Standardmedikamente zur Pflege eingesetzt. Die Mundspülung wird nach jeder Mahlzeit, mindestens 8–10mal pro Tag durchgeführt.

Im Stadium II mit vereinzelten kleinen Ulzerationen oder schmerzhaften fleckigen Fibrinbeläge werden Tramal und/oder Novalgin sowie Morphine ärztlich verordnet. Wird der Speichel geringer und zähflüssiger, erhält der Patient 1–2mal pro Tag Inhalationen mit Bepanthenlösung.

Beim Stadium III bedeckt eine flächenhafte, fibrinöse Mucositis zu mehr als 25% die Mundschleimhaut, der Patient hat Schmerzen und kann nur noch Flüssigkost zu sich nehmen. Um einen Gewichtsverlust zu verhindern, bekommt er hyperkalorische Nahrung. Sie wird in Form von Trinknahrung, z. B. Biosorb oder Supportan oder über die meist vor Beginn der Bestrahlung gelegte perkutane endoskopische Gastrostomie verabreicht. Mindestens einmal pro Woche sind Gewichtskontrollen notwendig, um den Patienten individuell zu betreuen.

Bei der schweren Mucositis Grad III, werden die Fibrinbeläge zusätzlich zweimal täglich mit verdünnten Wasserstoffperoxid gespült. Knopfkanülen werden benutzt, um auch an unzugängliche Stellen, wie z. B. Wangentaschen zu gelangen. Bei Soorbefall bekommt der Patient nach seiner Mundspülung noch Amphomoronal suspension verabreicht.

Die Radiomucositis bildet sich meist innerhalb von 2 Wochen nach Bestrahlungsende zurück. Der Geschmack kehrt nach 3–6 Monaten wieder. Erforderlich ist es für das Pflegepersonal, die einzelnen Stadien der Haut- und Schleimhautreaktionen zu kennen und sie beurteilen zu können. Denn von der täglichen Inspektion und Beurteilung hängt die weitere Behandlungspflege ab.

Die Haut- und Mundpflege ist ein wichtiger Schwerpunkt, zur Pflege von Bestrahlungspatienten gehört aber auch die Stoma und Analpflege, bei Mammakarzinom die Pflege ulzerierter Wunden, bei Bestahlungen im Urogenitalbereich meist auch die Nephrostomapflege. Nicht zu vergessen ist die psychosoziale Betreuung der Patienten.

Im deutschsprachigen Raum sind kaum Richtlinien für Pflegende in der Radioonkologie vorhanden. Wünschenswert ist eine Pflegeforschungsstudie, damit alle Patienten von den bestbewährten Maßnahmen profitieren können.

Autorenverzeichnis

Ernst Bergemann
Onkologisches Patientenseminar
Berlin-Brandenburg e. V.
im Universitätsklinikum Charité, Campus Mitte
Luisenstraße 11–13, 10117 Berlin

Prof. Dr. Volker Budach
Strahlenklinik
Vorsitzender Tumorzentrum Berlin e. V.
Charité, Campus Mitte
Schumannstr. 20/21, 10117 Berlin

Petra Devigne
Onkologische Tagesklinik
Universitätsklinikum Charité, Campus Mitte
Schumannstr. 20/21, 10117 Berlin

Prof. Dr. Manfred Dietel
Direktor Institut für Pathologie
Universitätsklinikum Charité, Campus Mitte
Schumannstr. 20/21, 10117 Berlin

Beate Dittmann
Station Strahlentherapie
Universitätsklinikum Charité, Campus Mitte
Schumannstr. 20/21, 10117 Berlin

Prof. Dr. Dr. Roland Felix, Dekan
Universitätsklinikum Charité
Campus Virchow-Klinikum
Augustenburger Platz 1, 13353 Berlin

Andrea Fischer
Bundesministerin für Gesundheit
Mohrenstr. 62, 11055 Berlin

Regina Friedenberg
Palliativstation
Klinik für Hämatologie und Onkologie
Neues Lynar-Krankenhaus Spandau
Neue Bergstraße 6, 13585 Berlin

Ingrid Gröpler
Klinikseelsorge
Universitätsklinikum Charité, Campus Mitte
Schumannstr. 20/21, 10117 Berlin

Prof. Dr. Bodo Hamprecht
Institut für Theoretische Physik
der Freien Universität
Arnimallee 14, 14195 Berlin

Prof. Dr. Klaus-Peter Hellriegel
Präsident der Berliner Krebsgesellschaft
Krankenhaus Moabit
Turmstraße 21, 10559 Berlin

Eva Herborn
Frauenklinik Universitätsklinikum Charité
Campus Virchow-Klinikum
Augustenburger Platz 1, 13353 Berlin

Prof. Dr. Dieter Huhn
Med. Klinik mit Schwerpunkt Onk./Häm.
Universitätsklinikum Charité
Campus Virchow-Klinikum
Augustenburger Platz 1, 13353 Berlin

Prof. Dr. Hans-Jörg Kirstädter
Direktor Klinik für Hämatologie und Onkologie
Neues Lynar-Krankenhaus
Neue Bergstraße 6, 13585 Berlin

Dr. Karin Koch
Klinikum Ernst v. Bergmann
Charlottenstr. 72, 14467 Potsdam

Prof. Dr. Werner Lichtenegger
Vorsitzender NOGGO / OPS
Direktor der Frauenklinik
Universitätsklinikum Charité
Campus Virchow-Klinikum
Augustenburger Platz 1, 13353 Berlin

Rolf Dieter Müller
AOK Berlin
Wilhelmstraße 1, 10963 Berlin

PD Dr. Christof Müller-Busch
Gemeinschaftskrankenhaus Havelhöhe
Kladower Damm 221, 14089 Berlin

Peter Petry
Palliativstation, Med. Klinik mit Schwerpunkt Onk./Häm., Universitätsklinikum Charité
Campus Virchow-Klinikum
Augustenburger Platz 1, 13353 Berlin

Hanns Dierk Scheinert
Verband der Angestellten-Krankenkassen (VdAK) und des Arbeiter-Ersatzkassen-Verbandes (AEV) e.V.
Mittelweg 144, 20148 Hamburg

Dr. Jalid Sehouli
Frauenklinik, Universitätsklinikum Charité
Campus Virchow-Klinikum
Augustenburger Platz 1, 13353 Berlin

Renate Sommer
Onkologisches Patientenseminar Berlin-Brandenburg e.V.
im Universitätsklinikum Charité, Campus Mitte
Luisenstraße 11–13, 10117 Berlin

Dr. Bernd Suchy
Onkologische Schwerpunktpraxis
Müllerstr. 51, 13 353 Berlin

Wolfgang Thierse
Präsident des Deutschen Bundestages
Deutscher Bundestag
Platz der Republik 1, 11011 Berlin

Prof. Dr. Lothar Weißbach
Präsident der Deutschen Krebsgesellschaft
Urban-Krankenhaus, Direktor Urologische Klinik
Dieffenbachstr. 1, 10967 Berlin

Adressen in der Krebsnachsorge

Nord-Ostdeutsche Gesellschaft für Gynäkologische Onkologie e. V. (NOGGO)
Universitätsklinikum Charité
Campus Virchow-Klinikum, Frauenklinik
Augustenburger Platz 1, 13355 Berlin
Tel.: 030 / 45 06 41 42, Fax: 030 / 45 06 49 04

Onkologisches Patientenseminar Berlin Brandenburg e. V. (OPS)
im Universitätsklinikum Charité
Campus Virchow-Klinikum
Augustenburger Platz 1, 13353 Berlin
Fortbildungen, Seminare und Beratung für Krebspatienten
Tel.: 030 / 45 07 83 06 (3 16)
Fax: 030 / 45 07 89 26

Deutsche Krebsgesellschaft e. V.
Hanauer Landstr. 194, 60314 Frankfurt am Main
Tel.: 069 / 63 00 96-0, Fax: 069 / 63 00 96 66

Berliner Krebsgesellschaft e. V.
Robert-Koch-Platz 7, 10115 Berlin
Tel.: 030 / 28 32 400, Fax: 030 / 28 24 136

Brandenburgische Krebsgesellschaft e. V.
Charlottenstr. 57, 14467 Potsdam
Tel.: 03 31 / 86 48 06

Deutsche Krebshilfe e. V.
Thomas-Mann-Str.40, 53111 Bonn
Tel.: 02 28 / 7 29 90-0

Tumor Zentrum Berlin e. V.
Robert-Koch-Platz 7, 10115 Berlin
Tel.: 030 / 28 53 89-0, Fax: 030 / 28 53 89-40

Tumorzentrum Berlin-Charité e. V.
Schumannstr. 20/21, 10117 Berlin
Tel.: 030 / 28 02-20 75. Fax: 030 / 28 02-83 06

Tumorzentrum UK Rudolf Virchow e. V.
Augustenburger Platz 1, 13353 Berlin
Tel.: 030 / 450-52001, Fax: 030 / 450-52900

Tumorzentrum UK Benjamin Franklin
Hindenburgdamm 30, 12200 Berlin
Tel.: 030 / 84 45-4246, Fax: 030 / 84 45-4021

Tumorzentrum Berlin-Buch
Wiltbergstr. 50, 13122 Berlin
Tel.: 030 / 94 01-22 70, Fax: 030 / 94 01-43 26

Tumorzentrum Berlin-Moabit e. V.
Turmstr. 21, 10559 Berlin
Tel.: 030 / 39 76-33 01, Fax: 030 / 39 76-33 09

Tumorzentrum Krankenhaus Neukölln
Rudower Str. 48, 12351 Berlin
Tel.: 030 / 60 04-20 61, Fax: 030 / 60 04-32 68

Tumorzentrum Spandau e. V.
Neue Bergstr. 6, 13578 Berlin
Tel.: 030 / 33 87-26 01, Fax: 030 / 33 87-11 14

Arbeitsgemeinschaft Brandenburgischer Tumorzentren, Onkologischer Schwer-punkte und Arbeitskreise (ABTOSA)
Klinikum Ernst von Bergmann
Charlottenstr. 72, 14467 Potsdam
Tel.: 03 31 / 241-6881, Fax: 03 31 / 241-6880

Tumorzentrum Potsdam e. V.
Klinikum Ernst von Bergmann
Charlottenstr. 72, 14467 Potsdam
Tel.: 03 31 / 241-6881, Fax 03 31 / 241-6880

Brandenburgisches Tumorzentrum – Onkologischer Schwerpunkt Cottbus e. V.
Carl-Thieme-Klinikum Cottbus
Thiemstr. 111, 03048 Cottbus
Tel.: 03 55 / 46 20 46, Fax: 03 55 / 46 20 47

Onkologischer Schwerpunkt Frankfurt (Oder) e. V.
Klinikum Frankfurt (Oder)
Müllroser Chaussee 7, 15236 Frankfurt (Oder) – Markendorf
Tel.: 03 35 / 548-2026, Fax: 03 35 / 548-2029

Onkologischer Arbeitskreis Brandenburg/ Nordwest e. V.
Ruppiner Kliniken GmbH,
Fehrbelliner Str. 38, Postfach 1464
16803 Neuruppin
Tel.: 0 33 91 / 39 32 01
Fax: 0 33 91 / 39 32 02

Nordbrandenburgischer Onkologischer Schwerpunkt e. V.
Am Klinikum Uckermark GmbH
Auguststr.23, 16303 Schwedt
Tel.: 0 33 32 / 53 24 72
Fax: 0 33 32 / 53 25 27

LAGO – Landesarbeitsgemeinschaft Onkologische Versorgung Brandenburg e. V.
Mangerstr. 42, 14467 Potsdam
Tel.: 03 31 / 2 70 71 72
Fax: 03 31 / 2 70 71 71

Home Care Berlin e. V.
Ambulante Versorgung von Palliativpatienten
Spenerstr. 31, 10557 Berlin
Tel.: 030 / 4 53 43 48

Akademie für Mammadiagnostik und -Therapie e. V.
Schirmherr: Prof. Dr. Dr. h.c. Roland Felix
Dekan des Universitätsklinikums Charité der Humboldt-Universität zu Berlin
Augustenburger Platz 1, 13353 Berlin-Wedding
Strahlenklinik und Poliklinik
Tel.: 030/450 70 001, Fax: 030/450 70 901
E-mail: mamma.akademie@charite.de

Psychosoziale Beratungsstelle für Tumorpatienten im Krankenhaus Moabit
Turmstraße 21, 10559 Berlin
Tel.: 030 / 39 76-41 45

SEKIS, Selbsthilfe Kontakt- und Informationsstelle
Albrecht-Achilles-Str. 65, 10709 Berlin
Tel.: 030 / 8 92 66 02, Fax: 030 / 8 93 54 94

NAKOS, Nationale Kontakt- und Informationsstelle zur Anregung und Unterstützung von Selbsthilfegruppen
Albrecht-Achilles-Str. 65, 10709 Berlin
Tel.: 030 / 8 91 40 19, Fax: 030 / 8 93 40 14

Selbsthilfe Krebs e. V.
Psychosoziale Beratungsstelle für Krebskranke und Angehörige
Albrecht-Achilles-Str. 65, 10709 Berlin
Tel.: 030 / 8 91 40 49 Betroffene
030 / 8 93 54 29 Angehörigenberatung

Brustkrebs-Initiative (BKI) - Hilfe zur Brustgesundheit e. V.
Fregestr. 52, 12161 Berlin
Tel.: 030 / 32 60 25 54, Fax: 030 / 32 60 25 53

Deutsche ILCO e. V. – Region Berlin
Solidargemeinschaft von Stomaträgern und deren Angehörigen mit Selbsthilfegruppen in fast allen Bezirken Berlins
Ansprechpartner: Herr Kuban
Ederkopfweg 17, 13583 Berlin
Tel.: 030 / 3 72 88 74, Fax: 030 / 3 72 88 74

Frauenselbsthilfe nach Krebs
Landesverband Brandenburg e. V.
Gruppe Berlin Tempelhof
Privat: Gontermannstr. 24, 12101 Berlin
Tel.: 030 / 7 85 14 95

Kinderhilfe-Hilfe für leukämie- und tumorkranke Kinder e. V. Berlin Brandenburg
Stromstr. 47, 10551 Berlin
Tel.: 030 / 39 89 98-40, Fax: 030 / 39 89 98-99

Deutsche Leukämie-Hilfe (DLH)
Bundesverband der Selbsthilfeorganisationen zur Unterstützung von Erwachsenen mit Leukämien und Lymphomen e. V.
Thomas-Mann-Str. 40, 53111 Bonn
Tel.: 02 28 / 7 29 90 67
Fax: 02 28 / 7 29 90 11

Landesverband Berlin der Kehlkopflosen e. V.
Tübinger Str. 5, 10715 Berlin
Tel.: 030 / 8 57 84-288

Gesellschaft für biologische Krebsabwehr e. V.
Arbeitskreis Berlin
Münstersche Str. 7a, 10709 Berlin
Tel.: 030 / 3 42 50 41

Landesarbeitsgemeinschaft Hospiz Berlin
Manfred-von-Richthofenstr. 11, 12101 Berlin

Hospizbüro
Beratung zu ambulanten und stationären Hospizdiensten,
Sterbebegleitung und Trauerbewältigung
Eichhorster Weg 32, 13435 Berlin
Tel.: 030 / 40 71 11 13, Fax: 030 / 40 71 11 15

KID - Telefonischer Krebsinformationsdienst
Im Neuenheimer Feld 280, 69120 Heidelberg
Tel.: 0 62 21 / 41 01 21

Behinderten-Sportverband Berlin e. V.
Hans-Braun-Straße, Friesenhaus 1, 14053 Berlin
Tel.: 030 / 30 09-96 75, Fax: 030 / 30 09-96 74

Landessportbund Berlin
Jesse-Owens-Allee 2, 14053 Berlin
Tel.: 030 / 3000-20, Fax: 030 / 3000-2107

Bei Fragen zur Produktsicherheit wenden Sie sich bitte an:
If you have any questions regarding product safety,
please contact:

Walter de Gruyter GmbH
Genthiner Straße 13
10785 Berlin
productsafety@degruyterbrill.com